救急救命士国家試験対策
ロジックで解く状況設定問題❶



# 腹痛・背部痛
# 完全マスター

編著

救急救命九州研修所　特任教授
健和会大手町病院救急科　顧問
畑中　哲生

ぱーそん書房

# 序　文

救急救命士国家試験の状況設定問題（C・D問題）について、どのように取り組んだらよいのかわからないという声を聞く。さもありなむ、と思う。状況設定問題を解くとは、すなわち症候学の実践である。症状や徴候（症候）から出発して病態を推測する。救急現場で傷病者に対応する場合も同様である。ところが、今の救急救命士教育は症候学を重視しているとはいい難い。国家試験出題基準をとってみても、救急症候学に割かれているのはわずか8頁、全体の1割程度に過ぎない。症候学が解剖や病態生理など、さまざまな知識のうえに成り立つものである限り、解剖や病態生理を優先させるのはやむを得ないのかもしれないが。

腹痛・背部(腰)痛はありふれた症候でもあり、厄介な症候でもある。厄介な理由は、腹部には多くの臓器があること、痛みが発現する部位が必ずしも傷害臓器の位置と一致しないことにある。しかし、痛み発現の機序を体系的に理解できれば、この問題の多くは解決する。

本書が腹痛・背部(腰)痛に関する悩みを解決するための一助になることを期待する。

なお、第２弾は循環器疾患である。

令和６年１月吉日

畑中　哲生

# CONTENTS

# 0
# ROUND

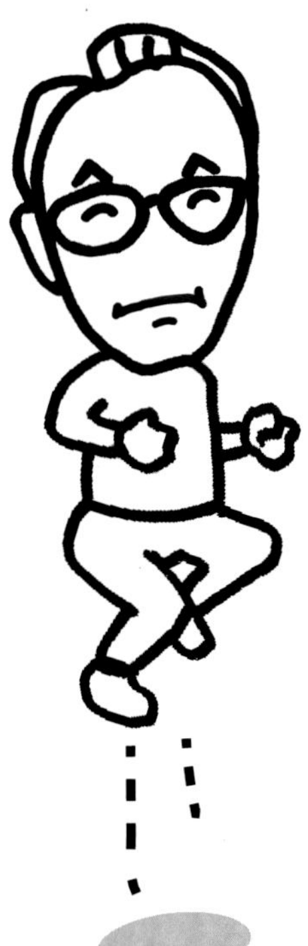

## 〈 攻撃開始前の栄養補給 〉

腹痛や腰痛を訴える傷病者では、その痛みが**体性痛**なのか**内臓痛**なのかを見極めることが大切である。痛みの源になっている臓器を絞り込むのにこの見極めが大変参考になる。

**体性痛**は皮膚や骨格筋・骨に感じる「普通の」痛みである。痛んでいる場所を明瞭に認識することができる。親指を切った場合、それが指の背面か掌側面か、先端か付け根付近か、はっきりとわかる。親指の痛みを人差し指の痛みと間違うことはない。これを「局在性が明瞭」であるという。場所がはっきりしているという意味である。まあ、当たり前の話である。なお、漿膜（腹膜・胸膜・心膜）の壁側面（壁側腹膜・壁側胸膜・壁側心膜）にも体性感覚がある（**図１**）。

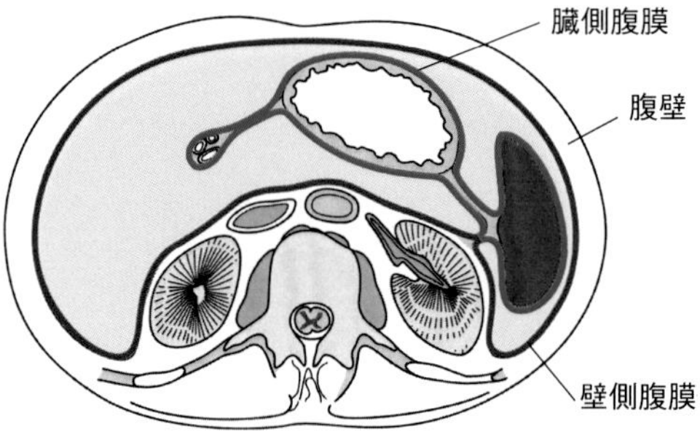


**図1　体壁に接している部分（赤）が壁側腹膜＝体性感覚**
内臓を覆う部分と腸間膜（いずれも青色）は臓側腹膜=痛覚はない

**体性痛**の局在性が明瞭なのは、**体性感覚神経と大脳皮質の一次感覚野が１：１に結びついている**からである。

例えば右肘の打撲では、痛みの信号が感覚神経経由で脊髄⇨反対側の視床経由で一次感覚野の肘を担当する場所に届く。そのときにわれわれは痛いのが肘であることを認識する。同じ体表の中でも指や顔面に対しては一次感覚野の広い領域が割り当てられているので、痛みの場所をきめ細かに識別することができる(**図2**)。

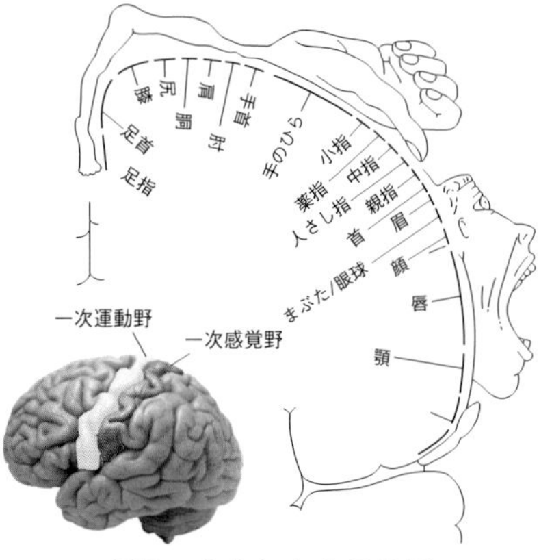


**図2　ホムンクルスの図**

**内臓痛**は局在性に乏しい。そもそも内臓痛という言葉は誤解を生みやすい。**内臓に分布する感覚神経にとって、痛みの感覚を脳に伝えることは主な役目ではない**からである。内臓感覚は主に内臓の平滑筋や被膜、心筋などに分布し、その情報(引き伸ばされている・強く収縮しているなど)を脊髄に伝える。その情報は脊髄で反射弓を形成し、それに応じた指令が自律神経を経由して周辺の平滑筋に届けられる。これによって腸管の各部位の平滑筋が協調して蠕動運動をすることが可能になる。**これらの情報は脳に届けられることはないので、われわれが自覚することがない**。これは幸いである。長い腸管のいろいろな場所の平滑筋の情報がいちいち脳に届けられたのでは、うるさくてゆっくり昼寝もできない。

では、その情報はどのようなときに大脳にも届けられるのか。例えば腸管が過度に拡張して平滑筋が病的に伸展された場合や、動脈の閉塞で虚血に陥ったなどで強い刺激が加わった場合である。このような非常事態になって初めて、われわれは痛み、あるいは腹満感・不快感を感じる。このときの感覚信号は大脳の視床に届けられることはわかっているのだが、それから先の伝達経路はよくわかっていないらしい。少なくとも一次感覚野に届けられることはないので、その信号の発信源、つまり、痛みを感じている身体の部位を認識することが難しい。これは「**局在性が不明瞭**」であると表現される。

内臓感覚の局在性は不明瞭なだけでなく、**でたらめ**でもある。例えば、消化器系の臓器に由来する内臓痛は、すべて身体の正中部に生じる。これは肝臓や上行・下行結腸のように、左右どちらかに片寄っている臓器にも当てはまる。いずれの臓器も左右の内臓感覚神経(主に交感神経の中に紛れ込んでいる)から両側性に支配されているからである。音楽を聴くときに、左右に並べた2つのスピーカーから同じ音を出すと、われわれには２つのスピーカーの真ん中から音が出ているように聴こえる。これと同じように、例えば上行結腸からの痛み刺激は、左右から同じ強さで脳に届くので、脳にとっては身体の正中部から刺激が来ているように感じられる。

消化器系臓器に由来する内臓痛の上下の局在性に関しては、少しマシである。腹部の上の方(心窩部)、真ん中あたり(臍周辺)、下の方(下腹部)程度の違いは認識できる。消化器系の臓器に由来する内臓痛が腹部正中、上・中・下のどこに感じられるかは、各臓器の支配動脈(腹腔動脈、上腸間膜動脈、下腸間膜動脈)の違いによって、以下のように整理される。内臓痛を感じる領域と臓器との関係が動脈支配と一致するのは、内臓への感覚神経が主に動脈に沿って臓器へと至るからである。

- ・腹腔動脈(胃、十二指腸、肝・胆・膵、**下図の赤**)…心窩部
- ・上腸間膜動脈(小腸、上行結腸、横行結腸の右半分、**下図の青**)…臍周辺
- ・下腸間膜動脈(横行結腸左半分より肛門側、**下図の緑**)…下腹部(正中)

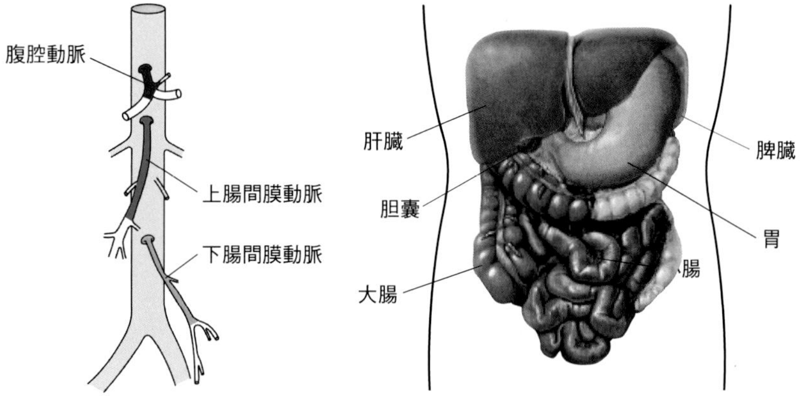


**図3　各消化器系臓器の支配動脈**

このように、消化器系臓器に由来する内臓痛は、せいぜい上中下の大まかな部位診断が可能なだけで、しかも障害臓器の現在位置と痛む場所が異なる場合がある。うっかりしていると騙されることがあるので気をつけてほしい。

心窩部痛があるからといって、心窩部にある臓器(胃や膵臓など)に問題があると早合点してはいけない。例えば虫垂は上腸間膜動脈支配なので、その痛みは臍周辺(左右の真ん中)に生じる。十二指腸潰瘍や急性膵炎の多くは心窩部痛から始まるが、これは十二指腸や膵臓が心窩部にある臓器だというのが理由ではなく、腹腔動脈に支配されている臓器だからである。

胃や膵臓、小腸などの消化器系の臓器が体内に1つしかないのと違って、左右に1対ある臓器(腎臓や尿管、卵巣など)に由来する内臓痛では、左右の区別が可能である。例えば右の尿管結石では右側腹部から右下腹部にかけての内臓

痛を生じるので、左右の区別がつけられる。

**ここまでのまとめ➡**

**体性痛**：皮膚・骨格筋・骨・壁側漿膜に生じる。
局在が明瞭。傷害されている場所と痛みの場所が一致する。
**内臓痛**：主に内臓の平滑筋や心筋に生じる。
局在が不明瞭。障害されている場所と痛みの場所が異なることがある。

体性痛と内臓痛には、もう一つ異なる点がある。

**体性痛**は、障害部位を機械的に変形させると痛みが強くなる。膝が痛いときに、膝を圧迫したり歩いたりすれば、もっと痛くなる。これは当たり前の話。圧迫や歩行によって障害部位が変形するからである。

**内臓痛は圧迫や動きに鈍感**である。内臓は体内の奥にあることが多いので、触診で機械的に変形させることが難しい。圧迫しても傷害臓器が逃げてしまえばなおさらである。前屈する、後屈するなど姿勢を変えても内臓はそれほど影響を受けないので、痛みが強くなることもほとんどない。

**ここまでのまとめ➡**

**体性痛**：皮膚・骨格筋・骨・壁側漿膜に生じる。
局在が明瞭。傷害されている場所と痛みの場所が一致する。
触診による圧迫や姿勢変化・運動で痛みが強くなる。
**内臓痛**：主に内臓の平滑筋や心筋に生じる。
局在が不明瞭。障害されている場所と痛みの場所が異なることがある。
触診による圧迫や姿勢変化・運動では痛みの強さはあまり変わらない。

最初の栄養補給が済んだところで、さっそく攻撃を開始しよう。

# 1
# ROUND

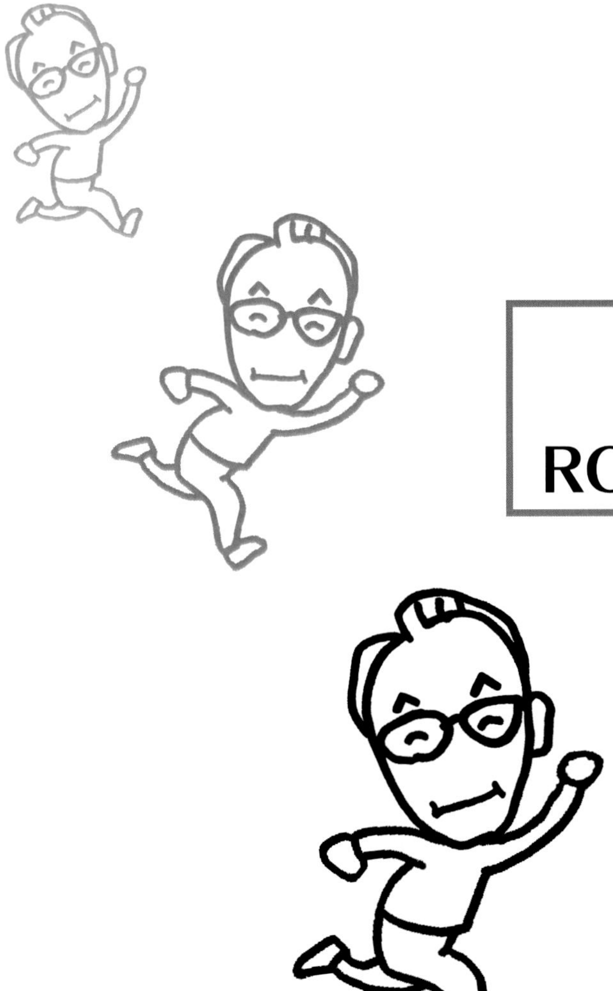

**問1**　16歳の男性。3日前から臍周辺の不快感と悪心があり、市販の胃腸薬を服用して様子を見ていた。昨日の夜から右下腹部の痛みも出現したため救急要請した。

救急隊到着時観察所見：意識清明。呼吸数20/分。脈拍92/分、整。血圧112/76mmHg。体温38.4℃。$SpO_2$値98%。

眼瞼結膜に貧血を認めない。歩行時背中をまるめ、前かがみの姿勢をとっており、階段の昇降時に腹痛が増強するという。

この傷病者にみられる症候はどれか。１つ選べ（第42回 D-24、一部改変）。

1. 血尿
2. 黄疸
3. 反跳痛
4. 排尿時痛
5. 間欠的腹痛

## 最初に考えること

・比較的徐々に進展した病態と考えられる。
・右下腹部の痛みがあるが、圧痛や反跳痛に関しては不明である。
・発熱（または高体温）がみられる以外、バイタルサインに大きな異常はない。
・思春期の男性では、生殖器の異常、特に精索捻転（精巣捻転ともいう）は頭の片隅に置いた方がよい。

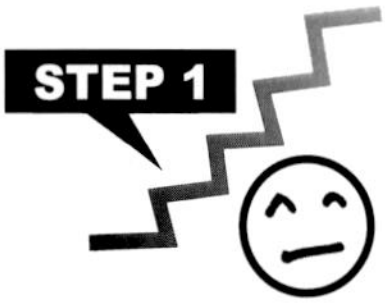


右下腹部の痛みは、以下のいずれか。1つ選べ。

1. 内臓痛
2. 体性痛

痛みは「**右下腹部**」であり、痛みの場所が比較的明瞭であることがうかがえる。また、階段の昇降に際して痛みが強くなるということは、体動によって痛みが増強していると考えられる。これらは**体性痛の特徴**であり、**内臓痛には認**

**められない所見**である。「背中をまるめ、前かがみの姿勢」も、体動(というよりは痛い部分を変形させるような動き)によって痛みが強くなることを示唆している。坐位や立位で正しく背筋を伸ばした姿勢をとると腹筋とともに壁側腹膜が引き伸ばされる。腹部前面にある腹筋や壁側腹膜が痛む場合には、背筋を伸ばすのはつらいものである(トレーニングで激しく腹筋を使った後の筋肉痛を思い浮かべよ。身体を反ると腹筋が痛むので、ついつい前かがみになる)。

すなわち、

①局在が比較的明瞭

②姿勢が不自然

③運動により痛みが増悪

の3点から、この痛みは体性痛であると思われる。(正解2)

右下腹部の痛みの発生源と考えられる組織はどれか。2つ選べ。

1. 腹直筋
2. 腸粘膜
3. 壁側腹膜
4. 臓側腹膜
5. 腸管平滑筋

**皮膚や筋・骨格および壁側の漿膜(腹膜・胸膜・心膜)は体性感覚をもっている。**

消化管の最内層である粘膜と、最外層である臓側腹膜に痛みの感覚はない。平滑筋などには感覚神経が分布するが、これは内臓感覚神経である。腸管の過度な拡張や虚血、強い蠕動運動が起こった場合に内臓痛を生じる。ステップ1でみたように、右下腹部の痛みは体性痛であるから、可能性があるのは**皮膚・腹直筋と壁側腹膜**である。(正解1と3)

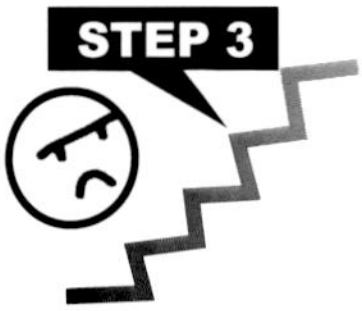


上記で候補として残った2者のうち、皮膚や筋肉の痛みであれば、その発生源を傷病者自身が認識できることがほとんどであろう。したがって、この傷病者の右下腹部の痛みの発生源は**壁側腹膜である**と考えてよさそうである。右下腹部にある臓器になんらかの炎症（虚血や感染）が起こっていて、その炎症が直近の壁側腹膜の痛みを引き起こしている可能性が高い。では、右下腹部にある臓器として可能性のある臓器はどれか。2つ選べ。

1. 胃
2. 膵臓
3. 小腸
4. 結腸
5. 直腸

体表との関係でいえば、胃や膵臓は心窩部であり、直腸は下腹部の正中である。これらの臓器の異常によって、その直近の壁側腹膜が刺激されて体性痛を生じているのだとすれば、その痛みは、それらの臓器のある場所（胃なら心窩部）に生じるはずである。つまり、この傷病者の**右下腹部痛の原因**となっている臓器としては右下腹部にある臓器、すなわち**小腸（特に回腸）や盲腸、上行結腸**などが疑わしい。

小腸または上行結腸のうち、右下腹部に存在するなんらかの臓器に炎症が起こり、その炎症が直近の壁側腹膜に波及して体性痛を起こしているのであろう。虫垂（虫垂炎？）や上行結腸（憩室炎）あたりが怪しい。**（正解3と4）**

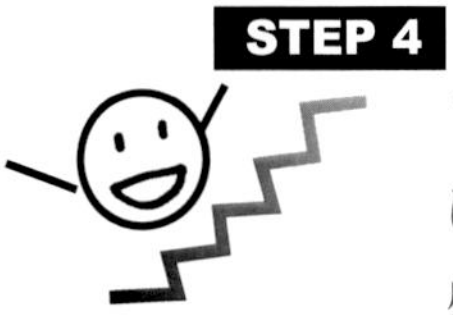


3日前からの臍周辺の不快感や悪心が、現在の右下腹部に関連していると仮定しよう。臍周辺の不快感は内臓痛であろう。一般に、内臓痛が軽度の場合には、いわゆる痛みというよりも、不快感や腹満感、重苦しい感じとして認識される（いわゆる「胃のもたれ」は内臓痛である）。では、臍周辺の不快感の原因となっていた臓器と考えられるのはどれか。2つ選べ。

1．尿管
2．膵臓
3．小腸
4．結腸
5．S状結腸

臍周辺の内臓痛だから、その起源は**上腸間膜動脈に支配される臓器のどれか**である。すなわち、**小腸と結腸**（上行結腸＋横行結腸の右半分）が該当する。

尿管は左右どちらかに内臓痛を生ずる。膵臓（腹腔動脈支配）は心窩部に、S状結腸（下腸間膜動脈支配）は下腹部に、それぞれ内臓痛を生じる。**（正解3と4）**

## FINAL

16歳の男性。3日前から臍周辺の不快感と悪心があり、市販の胃腸薬を服用して様子を見ていた。昨日の夜から右下腹部の痛みも出現したため救急要請した。

救急隊到着時観察所見：意識清明。呼吸数20/分。脈拍92/分、整。血圧112/76mmHg。体温38.4℃。$SpO_2$値98%。

眼瞼結膜に貧血を認めない。歩行時背中をまるめ、前かがみの姿勢をとっており、階段の昇降時に腹痛が増強するという。

この傷病者にみられる症候はどれか。1つ選べ（第42回 D-24、一部改変）。

1．血尿
2．黄疸
3．反跳痛
4．排尿時痛
5．間欠的腹痛

**急性虫垂炎**であろう。虫垂の炎症が虫垂の臓側腹膜を越えて、さらに直近の壁側腹膜にまで波及したために**体性痛**を生じている。局所的な腹膜炎（「腹膜炎」とは､「壁側の腹膜炎」を意味する用語）であり､その部位に反跳痛を認める。

傷病者に断ったうえで右下腹部を圧迫すれば圧痛を訴える。炎症が起こっている腹膜を刺激すれば、痛みが強くなるのは当然である。心を鬼にして、しばらく（数十秒程度）圧迫を続けると、痛みは次第に和らぐ。痛みが和らいだころを見計らって、予告なく圧迫の手を緩めると、その瞬間にさらに強い痛みを訴えるだろう。これはかなり痛い。これが**反跳痛**であり、**腹膜刺激徴候**の1つである。ただし、最近はこのような拷問的観察を行わなくても、**打診痛**で代用可能であるとされている。すなわち、右下腹部に軽く手を置き、反対の手の指で腹壁に置いた手を叩く（打診の要領。単に指先で腹壁を軽くノックするだけでもよい）。こうすると、打診の刺激は奥にある虫垂には伝わらず、壁側腹膜にのみ刺激を与えることができる。これで傷病者が痛みを訴えれば、痛みは壁側腹膜に由来するものであることがわかる。

場合によっては**筋性防御**が起こっているかもしれない。筋性防御も腹膜刺激徴候の1つである。右下腹部をゆっくりと圧迫すると、傷病者は痛い部位をかばおうとして、腹筋を緊張させて対抗する(意図的に腹筋を緊張させる)。傷病者が「わざと」腹筋に力を入れているのだから、炎症部位にかかわらず腹筋全体が緊張する（われわれは腹筋の一部だけを意図的に収縮させることはできない）。これを随意的筋性防御と呼ぶ。

腹膜の炎症がさらに激しい場合には、傷病者本人の意思や腹壁の触診とは関係なく、腹直筋の８つの区画（俗に腹筋の6パックというが、実際には8パックである）のうち、炎症部位に面した区画だけが反射的、かつ持続的に緊張した状態になる。これを**不随意的筋性防御**と呼ぶ。傷病者が意図的に力を入れているわけではなく、脊髄反射で起こっている筋収縮だからこそ、腹筋の一部の区画だけが緊張するという不思議なことが起こる。激しい腹膜炎が腹部全体に波及した場合を汎発性腹膜炎と呼ぶ。この場合には腹筋の区画（パック）のほぼすべてが不随意的筋性防御を起こすので、腹壁全体が板のように硬くなる。これを「**板状硬**」と表現する。（正解3）

「**1.血尿**」と「**4.排尿時痛**」は尿路の問題（膀胱炎、尿管結石）である。「**2.黄疸**」は胆道閉塞の所見なので関係ない。

「**5.間欠的腹痛**」は、実はあってもおかしくない。3日前の臍周辺の不快感は内臓痛である。虫垂に由来する内臓痛は間欠痛である（「**問2**」の補足を参照）。この痛みは現在も続いているはずである。しかし、体性痛（右下腹部、持続的）は内臓痛に比べてはるかに強いので、傷病者はそのことを自覚しないことが多い。

**補足**

急性虫垂炎の経過は、腹痛に関するよい教材となる。典型的な経過は以下のとおりである。

1.虫垂の入口（出口？　盲腸への開口部）付近に糞石（便が石のように固まったもの）が詰まる。大げさに言うと腸管閉塞である。

2.虫垂の末梢部に粘液・分泌物が少しずつ溜まり、虫垂の内圧が徐々に高くなる。

3.内容物を押し出そうとして虫垂の蠕動運動が亢進する結果、内圧はさらに高まる。

4.上記に伴って臍周辺の内臓痛（間欠痛）と悪心・嘔吐が発生する。

5.内圧が上昇すると虫垂粘膜が虚血をきたし、徐々に内腔の細菌が粘膜に侵入し始める。

6.細菌の侵入（感染）に応じて炎症＝免疫反応（発熱、白血球増多など）が起こる。

7.炎症が腸壁を貫通して臓側腹膜に及ぶが、この時点では体性痛は生じていない。

8.炎症が臓側腹膜を越えて虫垂に面する壁側腹膜に及び、体性痛（＋腹膜刺激徴候）が生じる。

1.～8.まで、数時間～数日で経過するというのが典型的な急性虫垂炎の経過である。傷病者の多くは右下腹部の痛みが生じた段階で初めて医療シス

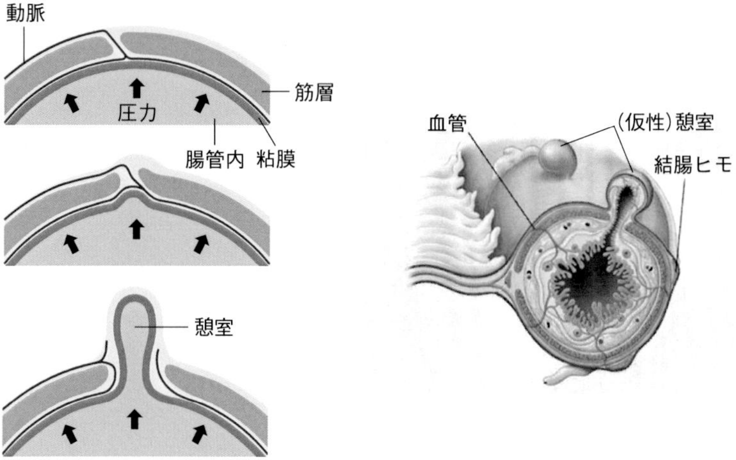


**図　大腸憩室ができる仕組み**

テムにアクセスする。この時点でも臍周辺の不快感(内臓痛)は持続しているのだが、体性痛の方が強いので、そちらが気になっており、数時間〜数日前から臍周辺の不快感や悪心・嘔吐があったことを自発的に述べることはあまりない。しかし、医療者側から改めて問うてみると、そのようなエピソードを聞き出せることがある。このような典型的な経過、すなわち**臍周辺の不快感⇨悪心・嘔吐⇨右下腹部の痛みがある場合**には、その段階でほぼ**急性虫垂炎であると判断することが可能**である。なお、急性虫垂炎の初期にありがちな悪心・嘔吐については「**問4**」で述べる。

本症例では急性虫垂炎のほかに、上行結腸の近位部(右下腹部にある)に発生した憩室炎の可能性を完全に否定することはできない。大腸憩室のほとんどは仮性憩室である。すなわち、腸管壁を全周性に取り囲む平滑筋の隙間(腸管表面から粘膜に向かって血管が入り込む部分など)から粘膜が風船のように膨れ出して形成される。憩室内には腸内容物が貯留しやすいため、炎症を起こしやすい。この時点で臍周辺に間欠的腹痛が生じる。

さらに憩室自体は筋層を欠くため、粘膜面のすぐ外側を臓側腹膜が覆う状態になっている。そのため、憩室内の炎症は容易に臓側腹膜に波及し、さらに壁側腹膜にまで及んで右下腹部の腹膜刺激徴候を生じる。傷病者の一部では初期から体性痛を訴える。ただし、大腸憩室は便秘などに伴って腸管の内圧が高まり、それによる腸壁への圧ストレスが長期間持続した場合に生じる。すなわち高齢者に多発する病態であり、本症例のような若年者では考えにくい。

**Point !**

- **消化器系臓器に由来する内臓痛は、すべて身体の正中部に生じる。**
- **消化器系臓器の内臓痛と腹部区画の関係は以下のとおり**
  - 腹腔動脈支配の臓器……心窩部
  - 上腸間膜動脈支配の臓器……臍周辺
  - 下腸間膜動脈支配の臓器……下腹部（正中）
- **左右１対ある臓器(腎・尿管、卵巣)の内臓痛は傷害側に感じる。**
- **内臓には体性痛は生じない。**
- **体性痛は皮膚、筋骨格、壁側の腹膜・胸膜・心膜に生じる。**
- **腹膜刺激徴候(体性痛)**
  - 圧痛（圧迫した部分に痛みが生じる場合のみ）
  - 反跳痛・打診痛
  - 筋性防御
    - ➡随意的筋性防御
    - ➡不随意的筋性防御（板状硬を含む）

同じようなパターンで第２問！

**問 2**

60歳の女性。数日前から食後の腹部違和感を認めていた。本日、友人たちと外食し帰宅したところ、腹痛と悪寒とが出現したため救急要請した。

救急隊到着時観察所見：意識清明。呼吸数24/分。脈拍112/分、整。血圧120/64mmHg。体温38.2℃。$SpO_2$値99%。

顔貌は苦悶様で右上腹部に持続する痛みを訴えている。眼球結膜が黄染している。

この病態で認められる所見はどれか。1つ選べ（第43回　D-24）。

1．吐血
2．タール便
3．腹壁静脈怒張
4．右肩付近への放散痛
5．マックバーネー点の圧痛

## 最初に考えること

・バイタルは頻脈がある以外、それほど乱れていない。
・発熱がある。
・右上腹部の持続する痛みと眼球結膜の黄染からは肝・胆道系の異常が疑われる。

とりあえず、数日前からの食後の腹部違和感が現在の病態に関連していると仮定しよう。腹部違和感という表現が何を意味するのかは明らかではないが、消化器系臓器に由来する内臓痛であると考えても無理はない。「上腹部」という表現からは心窩部が最も近い。その後の悪寒は発熱（38.2℃）に随伴するものであろう。悪寒を伴うというのは急激な発熱を示唆するので、腹痛はなんらかの感染症とともに出現したのかもしれない。

**STEP 1**

この傷病者の現在の痛み（右上腹部）について正しいのはどれか。1つ選べ。

1．体性痛
2．内臓痛

体性痛である。仮に、これが消化器系臓器に由来する内臓痛だとすると「右上腹部」とは話が合わない。「**問 1**」で述べたように、消化器系臓器の内臓痛はすべて身体の正中に感じるはずである。

一方、左右1対あるような臓器（腎臓、尿管、卵巣・卵管、精巣・精索）の内臓痛であれば、左右どちらかに内臓痛を生じるが、これらの中に、上腹部に内臓痛を感じるような臓器が見当たらない。上下の位置でいえば腎臓は候補に挙がるが、腎臓の内臓痛は腸骨稜に沿って側腹部（いわゆるウエストのくびれ）を回り、下腹部正中（恥骨上部）に至るラインに感じるのが普通である（**46頁の図**参照）。つまり、背部痛、側腹部痛、下腹部痛などと表現されるはずで、これも違う。尿管の痛みはさらに下方である。**「持続する痛み」**というのも、これが体性痛であることを示している。（正解1）

**右上腹部痛は体性痛であることがわかったので、話は簡単である。痛い場所(右上腹部)にある臓器が原因だ！**

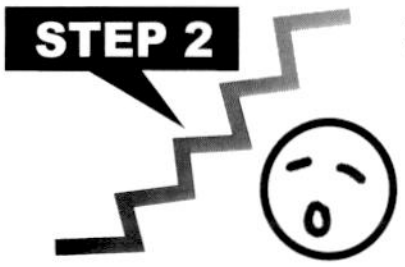


右上腹部に存在する臓器はどれか。2つ選べ。

1．膵臓
2．腎臓
3．胆嚢
4．結腸
5．脾臓

上記の臓器はすべて腹部の「上の方」にある。ただし、「上腹部」と表現する場合は腹部の前面（腹側）を意味するので、「腹部の上の方」でも背面にある腎臓（後腹膜臓器である）は選択肢から外れる。また、脾臓は左側、膵臓はほぼ正中にあるので、これも違う。胆嚢および結腸の肝彎曲（上行結腸と横行結腸の移行部）は、右上腹部で近接した部位にある。

怪しいのは胆嚢と結腸（肝彎曲）である。選択肢にはないが肝臓も候補になるだろう。ここで眼球結膜の黄染に着目してみる。これは胆汁のうっ滞に伴って出現した黄疸であろう。肝・胆道系の異常があり、感染・発熱とくれば、以下のストーリーが思い浮かぶ。すなわち、傷病者はもともと胆嚢結石または総胆管結石をもっていた。食後の腹部違和感は、食後の胆嚢収縮（胆汁分泌）によって胆嚢または総胆管の圧が上昇して過拡張となり、内臓感覚神経が刺激されて生じた心窩部の内臓痛であろう。詳しく聞けば、厳密には心窩部痛（腹腔動脈支配の臓器に由来する内臓痛）だったのであろう。同時に、結石による胆道系の通過障害、すなわち胆汁うっ滞（黄疸の原因）が起こり、さらに十二指腸からの逆行性感染によって胆嚢・胆道系に感染をきたし発熱した。では、右季肋部に体性痛を生じたのはなぜか。その理由については後述する。**（正解3と4）**

## FINAL

60歳の女性。数日前から食後の腹部違和感を認めていた。本日、友人たちと外食し帰宅したところ、腹痛と悪寒とが出現したため救急要請した。

救急隊到着時観察所見：意識清明。呼吸数24/分。脈拍112/分、整。血圧120/64mmHg。体温38.2℃。$SpO_2$値99%。

顔貌は苦悶様で右上腹部に持続する痛みを訴えている。眼球結膜が黄染している。

この病態で認められる所見はどれか。1つ選べ（第43回　D-24）。

1．吐血
2．タール便
3．腹壁静脈怒張
4．右肩付近への放散痛
5．マックバーネー点の圧痛

胆嚢炎では心窩部以外に右季肋部にも痛みが生じる。状況設定にある「右上腹部」とは右季肋部のことであろう。胆嚢の炎症が近接する壁側腹膜に波及して生じる体性痛である（**次頁右上図**）。これは急性虫垂炎で右下腹部に体性痛を生じるのと同様の機序である。すなわち、急性虫垂炎では臍周辺の内臓痛⇨

右下腹部の体性痛、急性胆嚢炎では心窩部痛⇨右季肋部の体性痛である。

**胆嚢に由来する内臓痛**には特殊な事情が2つある。1つ目は、心窩部の内臓痛や右季肋部の体性痛以外に**右肩に放散痛**（厳密には関連痛）を生じる点である。右肩の痛みの信号は、肝臓と胆嚢からの内臓感覚神経の一部が横隔膜を支配する横隔神経（C3・4・5）を経由して脳に至るからである。横隔神経から届く痛み刺激は、たいていは肩からものなので、脳は肝臓・胆嚢からの痛み信号を肩からの信号であると早合点するのである。

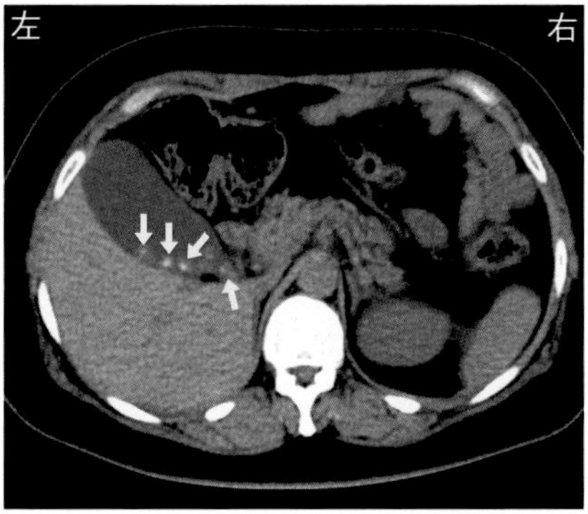


**多くの人で胆嚢（線）の先端は腹壁に接している**
腫脹した胆嚢内に胆嚢結石（黄矢印）が見える。

2つ目は、胆嚢・胆管は管腔臓器なので、これに由来する内臓痛は間欠痛となるはずなのだが、**実際には持続痛**となることが多い。管腔臓器の内臓痛が間欠的なのは、蠕動運動をするからである。蠕動運動すれば管腔内圧が変動し、これに伴って痛みも間欠的になる。しかし、胆嚢・胆管の平滑筋は比較的薄く、蠕動運動も弱いので痛みの変動も少ない。特に胆嚢・胆管がパンパンになって拡張しっ放しという状態になれば、内臓痛（当然、心窩部に感じる）は自然と持続的となる。

**吐血とタール便**はいずれも**消化管出血を示唆する所見**である。**腹壁静脈怒張は肝硬変に伴う門脈圧亢進を示唆**する。**マックバーネー点の圧痛は急性虫垂炎の所見**である。（正解4）

**Point !**

- 胆嚢・胆管炎では、通常の内臓感覚神経以外に、横隔神経（C3・4・5）や右胸髄神経（Th-8付近）からの体性感覚神経に由来する痛みを生じる。
  - ・心窩部痛（不快感）…内臓感覚
  - ・右季肋部痛…体性感覚（右季肋部の壁側腹膜）
  - ・右肩の痛み…関連痛（右横隔神経経由）

■胆囊に由来する腹痛は持続痛のことが多い（管腔臓器なのに蠕動が弱いため）。

参考

**★シャルコーの三徴**

・右上腹部の持続痛

・眼球結膜の黄染（黄疸）

・発熱

（化膿性）胆管炎を疑わせる所見である。

**★マーフィー徴候**

右季肋部を（肋骨弓の裏側に指先を潜り込ませるように）圧迫し、傷病者に深呼吸を命ずる。呼吸とともに横隔膜が下がるにつれて肝臓・胆囊の位置が下がるので、傷病者は強い痛みを訴える、あるいは痛みのために呼吸を止めてしまう。胆囊炎を疑わせる所見である。

memo

## 補足　この傷病者はどの医療機関に搬送すべきか？

　現在の状況では、呼吸数と脈拍数がやや高いが、血圧は特に低いとは言えない。ショックとまでは言えないので、2次医療機関に搬送するのが適切であろう。ただし、病態がさらに進行する可能性もあり油断はできない。この状態を放置すれば、いずれ敗血症に進展する可能性が心配される。敗血症性ショックの徴候がある場合には、3次医療機関に搬送した方が無難であろう。

　敗血症の多くは細菌感染が重篤化して起こる。**敗血症の原因**となる細菌感染症の代表が**肺炎**、**急性化膿性胆管炎**、**腎盂腎炎**の3つである。これら3つの臓器の共通点は、

　①体外につながっている

　②体内に入り込む管腔がおびただしい数に分岐しながら、体内の奥深くまで入り込んでいる

　③それら多数の管腔が行き止まりになっている

である。

・肺：上気道から多数の気管・気管支に分岐しながら肺胞で行き止まり。

・胆道：口から上部消化管・ファーター乳頭、胆道を経て肝内に入ると多数の肝内胆管に枝分かれして胆細管で行き止まり。

・腎臓：外尿道口から尿道・膀胱・尿管を経て腎盂・腎杯に至り、そこから多数の集合管を遡ると、次第におびただしい数の尿細管に枝分かれしながらボーマン嚢（糸球体に接する）で行き止まり。

　こんな場所に細菌感染が起これば、その悪影響が全身に及んで敗血症になるのも不思議ではない。もっとも、だれでもが敗血症に至るような感染症をきたすわけではない。たいていは体外につながる管腔（気管支・胆道・尿路）が障害されるような基礎疾患、すなわち肺では慢性閉塞性肺疾患、胆道や尿路では結石などで管腔内の正常な流れが悪くなっているような傷病者で感染症や敗血症を起こすリスクが高い。

消化器系臓器の傷害では、

**腹部正中の内臓痛 ⇨ 傷害臓器がある場所の体性痛**

というパターンをみてきた。このパターンはほとんどすべての消化器系臓器に当てはまる。CT画像とともに整理しよう。

**〈 急性虫垂炎 〉**

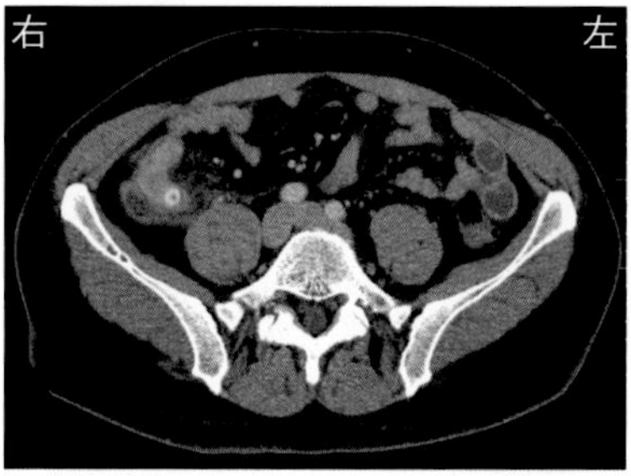


炎症が虫垂にとどまっている。臍周辺に内臓痛を生じる

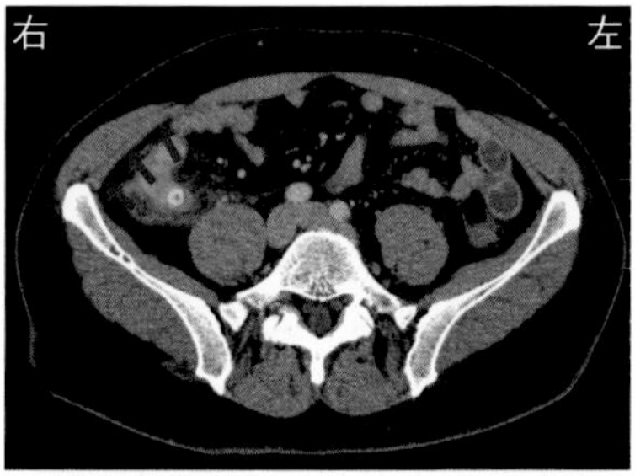


炎症が壁側腹膜に波及する。右下腹部に体性痛を生じる。

**〈 急性胆嚢炎 〉**

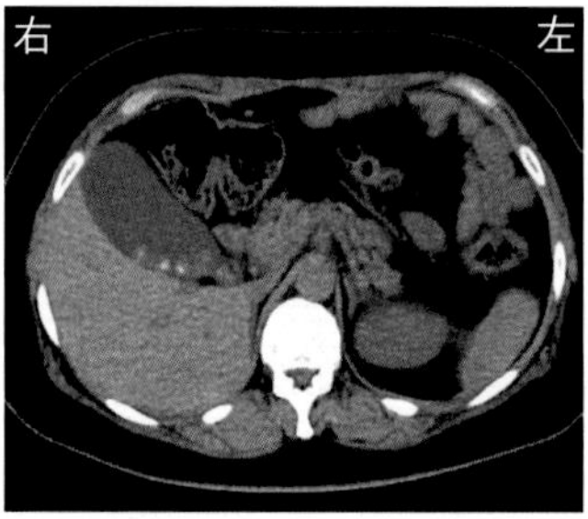


炎症が胆嚢にとどまっている。心窩部に内臓痛を生じる。

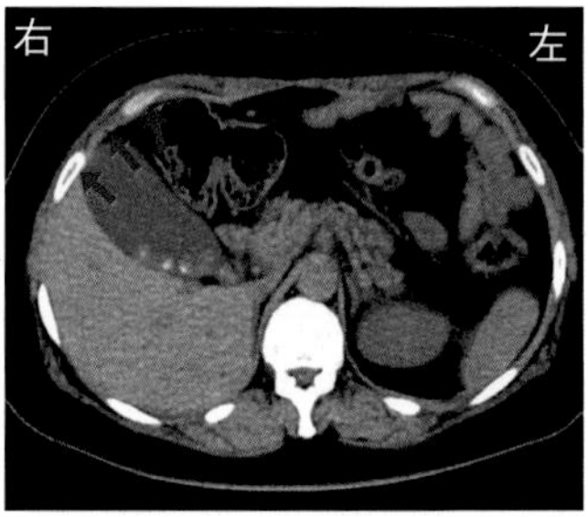


炎症が壁側腹膜に波及する。右季肋部に体性痛を生じる。

**〈 急性膵炎 〉**

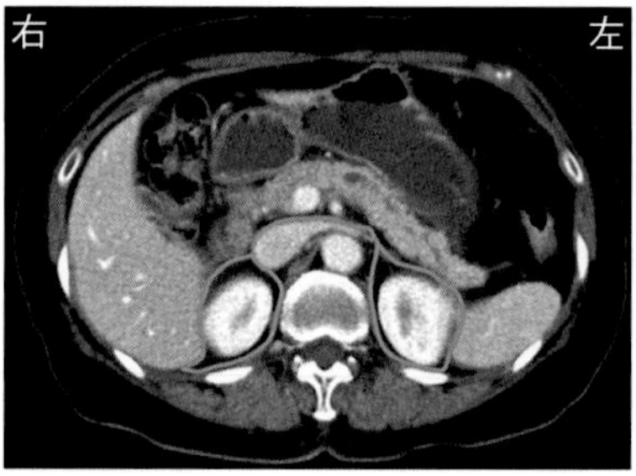


炎症が膵臓にとどまっている。心窩部に内臓痛を生じる。

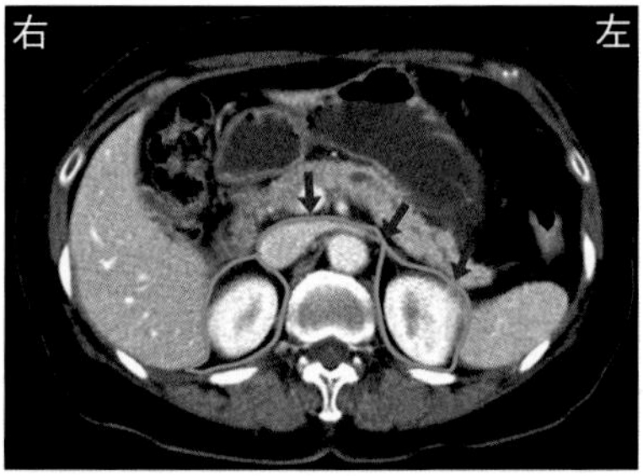


炎症が背面の腎筋膜（青色）に波及する。背部（左寄り）に体性痛を生じる。

さらに小腹を満たそう。

内臓痛の特徴に、少し追加する。

内臓痛の性状は**管腔臓器と実質臓器で異なる。**

・管腔臓器…間欠痛（体動とは無関係に、勝手に強くなったり弱くなったりする）

・実質臓器…持続痛

管腔臓器とは胃や腸、胆嚢・胆管、尿管など管状の臓器である。これらには自然な蠕動運動があるので、平滑筋の収縮程度や管腔の拡張程度は周期的に変化する。内臓痛は主に平滑筋から生じるので、これらの臓器の内臓痛も蠕動運動に伴って自然な強弱変化が起こる。これを間欠痛という。ただし、前述のように胆嚢・胆管では強弱の変化が少なく、むしろ持続痛に近くなる。

実質臓器とは肝臓や膵臓、腎臓、脾臓である。これらの臓器の内臓痛は主に臓器を包む被膜（膵臓には被膜はないが…）から生じる。蠕動運動がないので内臓痛は持続的になる。

では、このことを念頭において、第3問！

**問3**

65歳の男性。数日前より腹痛があり、徐々に強くなっていた。食事はあまり摂取していなかったが、夜になって悪心が強くなり、便臭のする緑色の液体を嘔吐したため家族が救急要請した。

救急隊到着時観察所見：意識清明。呼吸数28/分。脈拍108/分。血圧116/80mmHg。臍を中心とした領域に間欠的な腹痛を訴えており、腹部膨満と右腹部の手術痕を認める。

この病態で認められるのはどれか。1つ選べ（第45回 D-26、一部改変）。

1．下痢
2．タール便
3．便意切迫
4．排ガス停止
5．腹壁板状硬

## 最初に考えること

・呼吸数、脈拍、共にやや上昇しており、年齢を考えると血圧も低めである。
・数日間に及ぶ経過で進行してきた病態で、臍周辺に**間欠的な**腹痛がある。
・悪心・嘔吐からは消化器系の病態を思い浮かべるかもしれないが、早合点は禁物である（後述）。
・腹部の触診所見（軟らかい？　反跳痛あり？）は不明である。
痛みの性状から攻めてみよう。

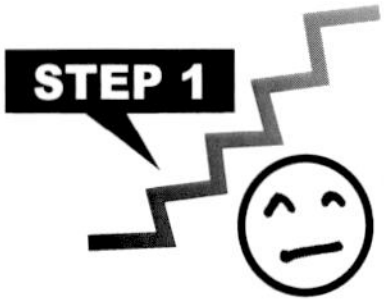


腹痛の性状（臍周辺、間欠的）が示唆する原因臓器はどれか。2つ選べ。

1．胃
2．小腸
3．大腸
4．膵臓
5．尿管

**間欠的な腹痛の起源は蠕動運動をする臓器＝管腔臓器の内臓痛**である。選択肢の中では膵臓以外のすべてが当てはまる。その中で、臍周辺に生じるのは上腸間膜動脈に支配される臓器であるから、小腸と大腸（上行結腸＋横行結腸の右半分）だけが残る。胃と膵臓は腹腔動脈に支配されるから心窩部の痛みとなるはずだし、尿管は左右に1対あるので側腹部痛となるはずである。

腹壁の触診所見は明らかではないが、腹膜刺激徴候はないとみてよい。腹膜刺激徴候があるのなら、腹痛は持続的となるはずである（体性痛の痛みは持続的）。**体性痛は内臓痛よりはるかに強烈**なので、両者が併存する場合、傷病者はより強烈な痛み、すなわち持続的な痛みを訴える。

腹痛の部位や性状からできる原因臓器の絞り込みはこれが限界である。すなわち、小腸または結腸の病変が疑われる。

ここで「便臭のする緑色の液体を嘔吐した」について考えてみよう。吐物が緑色なのは胆汁が混入しているからだろう。胆汁の混入した嘔吐は頻回の嘔吐がある場合には特に珍しくないが、「便臭がする」というのはただごとではない。消化管になんらかの通過障害をきたしていると考える。「腹部膨満」もそれで説明できる。小腸や大腸の異常で通過障害をきたすものと言えば**腸閉塞**であろう。「右腹部に手術痕」があるのは、過去に腹部の手術を受けたということであり、**術後の癒着性腸閉塞**と考えればつじつまがあう。

念のため、それ以外の小腸・大腸病変についても検討してみる。

・大腸憩室炎⇨数日前の発症であれば、今頃は体性痛をきたしているはず（「**問1**」参照）。
・クローン病・潰瘍性大腸炎 ⇨いずれも20歳代前後に発症する。65歳以降での初発は少し考えにくい。下痢・下血はあっても、悪心・嘔吐は珍しい。
・虚血性大腸炎⇨下行結腸〜S状結腸に多発するので初期には臍周辺ではなく下腹部の間欠痛を生じる（下行結腸は下腸間膜動脈支配）。下血をきたすことが多いので、下血の記載がない点からも否定的である。

ということで、やはり腹部の手術後の癒着性腸閉塞が最もしっくりくる。（正解２と3）

# FINAL

65歳の男性。数日前より腹痛があり、徐々に強くなっていた。食事はあまり摂取していなかったが、夜になって悪心が強くなり、便臭のする緑色の液体を嘔吐したため家族が救急要請した。

救急隊到着時観察所見：意識清明。呼吸数28/分。脈拍108/分。血圧116/80mmHg。臍を中心とした領域に間欠的な腹痛を訴えており、腹部膨満と右腹部の手術痕を認める。

この病態で認められるのはどれか。1つ選べ（第45回 D-26、一部改変）。

1．下痢

2．タール便

3．便意切迫

4．排ガス停止

5．腹壁板状硬

腸閉塞ではどのような症候が出現するのかを問う設問である。小腸閉塞では閉塞部分より口側の腸蠕動が亢進するために間欠的な内臓痛が生じる。典型的な例では、1～2分程度持続する痛い時期と、数分～10分間の無痛の時期が周期的に繰り返される。

また腸内容物が閉塞部を通過できないので、口側の腸内には大量の腸分泌物が貯留して腸管の拡張（⇨腹部膨満）と腸内容物の逆流（⇨便臭のする緑色の嘔吐）をきたす。

閉塞部より肛門側では腸内容物が流れ込まないため、蠕動運動が停止する。したがって、排便（下痢を含む）も排ガスも停止し、「1.下痢」や「2.タール便」、「3.便意切迫」をきたすこともない。

体性痛がないことから、腸管の穿孔など壁側腹膜に炎症が及んではおらず、腹膜刺激徴候の1つであるところの「5.腹壁板状硬」はない。（正解4）

### ▷インターバル

ここまでは、「管腔臓器の内臓痛＝間欠痛」と考えてきた。しかし、これには例外がある。

**管腔臓器でも管腔全体が過拡張した場合や、蠕動運動が欠如した場合には、その内臓痛は持続的になる**

例外となるのは、①胆嚢・胆管炎、②尿管結石の進行期、③腸間膜動脈閉塞症、である。

**① 胆嚢・胆管炎**

そもそも胆嚢・胆管の平滑筋層は比較的薄く、蠕動運動も弱い。もっとも、胆石症で油っこいものを食べた直後には胆嚢平滑筋が強く収縮するので、いわゆる疝痛を生じることもあるが、その後は分泌物が速やかに貯留して、胆嚢・胆管は常に過拡張した状態になりやすい。よって、内臓痛の強弱の変化が小さくなり、どちらかというと持続的な痛みに近くなる。

**② 尿管結石の進行期**

尿管の蠕動運動は強いので初期には間欠痛を生じる。やがて結石による尿管の閉塞で尿が貯留してくる。そうなると閉塞部位より上流の尿管は常に過拡張した状態になる。最終的に腎盂・腎杯が過拡張した状態では内臓痛はむしろ持続痛に近くなる。

**③ 腸間膜動脈閉塞症**

動脈の閉塞によって腸管が虚血になると、もはや蠕動運動を行うことができないので、その内臓痛は持続痛になる。

---

では、そのことを頭に入れて第4問!

**問4**　77歳の男性。農作業中に腹部に突然の激痛を感じ、その直後に嘔吐した。痛みが治まらないので、家族が救急要請した。

救急隊到着時観察所見：意識 JCS 1。呼吸数 32/分。脈拍 116/分、不整。血圧 198/106mmHg。$SpO_2$値96%。痛みは持続的で、経験したことのない疼痛だと訴えているが、腹部は平坦で軟らかく反跳痛も認めない。脳梗塞の既往がある。

この傷病者の消化管に生じている病態はどれか。1つ選べ（第37回 D-19、一部改変）。

1．感染
2．虚血
3．穿孔
4．閉塞
5．出血

**最初に考えること**

・頻呼吸、頻脈である。
・脈に不整があるが、不整の原因は何か？　血圧も高いが、高齢で激しい痛みがあれば、血圧がこの程度になってもおかしくはない。
・腹痛の部位（片側性？　心窩部？　腹部全体？）は不明である。
・脳梗塞の既往と現病歴には何か関連があるのだろうか？

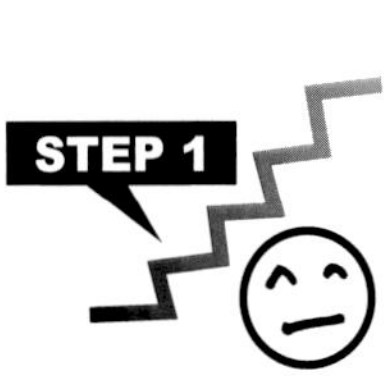


この傷病者の腹痛は以下のうちどちらか。1つ選べ。

1．体性痛
2．内臓痛

「腹部は平坦で軟らかい」のだから、腹膜刺激徴候はないと言ってよい。すなわち**壁側腹膜からの痛み（＝体性痛）ではない**。つまり内臓痛である。（正解2）

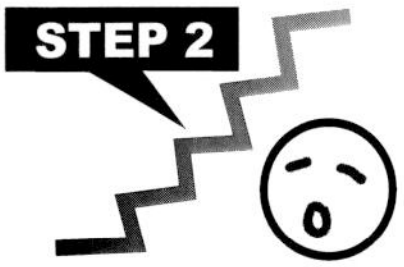


内臓痛が持続的になりうるのはどれか。1つ選べ。

1．胆嚢
2．尿管
3．小腸
4．膵臓
5．上記のすべて

管腔臓器に由来する内臓痛は（蠕動運動があるので）、間欠的なのが原則だが、その例外が尿管結石（進行期）や胆嚢炎、腸管（虚血の場合）であることは前述した。よって、1.～3.は正解である。また、「4.膵臓」はそもそも実質臓器なので、その内臓痛は持続的となる。（正解5）

「ステップ２」は実は無駄な問いかけであった。設問中に「消化管に生じている」と限定しているのだから、つべこべ考える必要はなかった。胃から直腸までの消化管で、特徴的な内臓痛をきたす病態と言えば、麻痺性イレウスのほかには1つしかない。麻痺性イレウスなら、症状が徐々に出現するはずなので違う。

memo

# FINAL

77歳の男性。農作業中に腹部に突然の激痛を感じ、その直後に嘔吐した。痛みが治まらないので、家族が救急要請した。

救急隊到着時観察所見：意識 JCS 1。呼吸数 32/分。脈拍 116/分、不整。血圧 198/106mmHg。$SpO_2$値 96%。痛みは持続的で、経験したことのない疼痛だと訴えているが、腹部は平坦で軟らかく反跳痛も認めない。脳梗塞の既往がある。

この傷病者の消化管に生じている病態はどれか。1つ選べ（第37回 D-19、一部改変）。

1. 感染
2. 虚血
3. 穿孔
4. 閉塞
5. 出血

「2.虚血」が疑われる。血管の閉塞性病変（特に塞栓症）では症状が突然（分単位）に出現する。内臓痛は体性痛に比べて穏やかなことが多いが、**虚血に伴う内臓痛は強い**。この傷病者も消化管を栄養する動脈、つまり腹腔動脈（胃と十二指腸を栄養）・上腸間膜動脈（小腸から下行結腸の右半分までを栄養）・下腸間膜動脈（下行結腸の左半分から直腸までを栄養）のどこかが閉塞して腸管に虚血をきたしたのであろう。動脈閉塞の原因としては血栓塞栓症が疑わしい（32頁補足参照）。**（正解2）**

これ以外の選択肢についても一応確認しておこう。

**1. 感染**

消化管の感染（食中毒など）では**間欠的な内臓痛**をきたす。感染の主な舞台となっている臓器に応じて、心窩部～下腹部までのさまざまな場所の間欠的な内臓痛が徐々に出現する。また悪心・嘔吐や下痢などの症状が主体となる。「突然」というよりも**徐々に進行**する。

**3. 穿孔**

消化管の穿孔は、消化管の内容物によって壁側腹膜が刺激されて痛みが生じる。体性痛だから、この傷病者のように持続性の腹痛を生じても矛盾はない。しかし、それでは「腹部は軟らかい」はずがない。また穿孔に至る前に間欠的な内臓痛があるはずなので**「突然」とはならない**。

**4. 閉塞**

腸閉塞では閉塞部位より口側の腸管は蠕動運動するので、**腹痛は間欠的**となる。その他、排ガス停止、腹部膨満、悪心・嘔吐が出現する。「**問3**」を参照。

**5. 出血**

損傷が粘膜面に限定されている場合には**ほとんど無痛**である。潰瘍などで粘膜より深い場所の平滑筋にまで病変が及べば**間欠的腹痛**が生じる。穿孔すれば漏れ出した腸管の内容物によって壁側腹膜が刺激されて体性痛（持続的）を生じ、**腹膜刺激徴候**を伴う。

## 補足　本設問にはさまざまな「隠しネタ」が仕込んである

### 1.「脳梗塞の既往がある」+「脈が不整」

この2つを関連づければ、不整脈とは心房細動であろう。過去の脳梗塞は心房細動に伴って生じた心房の壁在血栓による心原性脳梗塞（脳動脈の血栓塞栓症）が考えやすい。実は、オリジナルの設問には「不整脈があり投薬を受けているが、正しく服用していないようである。」との一文もあった。投薬とは心房細動に対する抗凝固薬（ワルファリンなど）であろう。とすれば、今回の腸間膜動脈閉塞症も、心房の壁在血栓に由来する腸間膜動脈血栓塞栓症だったに違いない。

腸間膜動脈閉塞症には血栓症と血栓塞栓症の2つがある。いずれも上腸間膜動脈に多い。

上腸間膜動脈血栓症（動脈壁に発生した血栓が、その場で成長して動脈を閉塞する）の多くは上腸間膜動脈の根部（大動脈からの分岐直後）に発生する。血栓が徐々に成長して閉塞に至るので、発症は比較的緩徐であるが、虚血領域が非常に広い（小腸全体+上行結腸+横行結腸の右半分）のが難点である。

これに対して、上腸間膜動脈血栓塞栓症（どこか別の場所で生じた血栓が流れてきて、動脈が細くなった場所で詰まる）の多くは心房細動に伴う壁在血栓による血栓塞栓症である。塞栓症なので発症は急激だが、上腸間膜動脈の根部で塞栓することは稀で（根部を閉塞するほどの大きな血栓は珍しい）、上腸間膜動脈がさらに末梢で分岐した血管のどこかで塞栓が発生することが多い。そのため、虚血域は血栓症による場合に比べれば狭い。

虚血や梗塞に伴って発生する痛みは比較的強い。また、上腸間膜動脈閉塞症の場合は（血栓症でも血栓塞栓症でも）、同じく虚血・梗塞病変である腎梗塞や脾梗塞に比べて傷害される領域が広いので、特に激しい痛みを生じる。

### 2.「農作業中」

わざわざ「農作業中」という設定にも意味がある。そもそも、ほんの数行の状況設定文の中に意味のない文言を潜り込ませる余裕はないだろう。本設問の「農作業中」は、「夕食後」や「テレビを見ているとき」でも「帰宅後」であってもよかったはずである。いずれも同様の意味をもつ。すなわち、どのようなタイミングで**症状が出現したかを傷病者が具体的に述べることができるのは、その症状の発現が比較的急速であったということ**である。逆に、2～3日にかけて次第に出てくる症状であれば、「○○をしているときに」などと表現することはない。症状の発現のタイミングが具体的に提示されているときには、比較的突然に発生した事態を考慮すればよい。

**3.「嘔吐」**

この傷病者では嘔吐がみられた。小腸の異常だったのだから悪心・嘔吐が起こっても不思議はないと思ってはいけない。この嘔吐の原因は強い痛みである。確かに小腸の虚血が起これば蠕動運動が停止するので、それより口側の消化管分泌物が貯留して、いずれは嘔吐をきたしてもおかしくはない。しかし、この機序で嘔吐が出現するのは病態が進行した後である。つまり発症直後ではない。

悪心・嘔吐は食中毒やイレウスなどの消化器疾患以外にも、さまざまな急性期疾患に伴って発生する。悪心・嘔吐を軽率に消化器疾患に関連づけないよう気をつけてほしい。

- 強い痛み：尿管結石、急性膵炎、腸間膜動脈閉塞症、大動脈瘤破裂など、腹部の疾患だけでなく、急性心筋梗塞、大動脈解離、くも膜下出血など、激しい痛みを伴う疾患。
- 頭蓋内圧亢進：くも膜下出血を含む脳血管障害、脳腫瘍・脳浮腫。
- 管腔臓器の閉塞：腸閉塞では腸の内容物が貯留していくので、悪心・嘔吐は素直に理解できる。しかし、例えば急性虫垂炎の初期にも悪心・嘔吐は珍しくない。急性虫垂炎は糞石によって虫垂が閉塞して始まる（「**問1**」参照）。この時点では虫垂以外の消化管にはなんの異常も起こっていない。しかし、（おそらく）閉塞に伴って虫垂の蠕動運動が亢進することによって迷走神経が刺激されるために、初期の心窩部・臍部の不快感・痛みの少し後に悪心・嘔吐が出現する。ヘルニア嵌頓に伴う腸閉塞の初期についても同様である。

## 蛇足

左心房に生じた壁在血栓が剝がれ落ちると、動脈血の流れに乗って腸間膜動脈血栓塞栓症のほか、脳梗塞や腎梗塞の原因となる。いずれも重篤な状態を引き起こす。では、右心房に壁在血栓が生じた場合はどうなるのだろうか？

右心房の血栓が剝がれ落ちると肺動脈に流れ込み、肺動脈の分枝のどこかで塞栓症を起こす。大げさに言えば肺血栓塞栓症だが、血栓が小さいのでほとんどの場合、無症状である。血栓はいずれ溶けてなくなり、肺にはなんの障害も残らない。そもそも、心房細動などに伴って生じる壁在血栓は、心房の形状の関係で圧倒的に左心房に多い。血栓が生じれば、より重大な事態を引き起こしやすい左心房に限って血栓ができやすいというのは皮肉なものである。

**問5**　40歳の男性。仕事中に突然七転八倒するような左側腹部痛が出現し、同僚が救急要請した。

救急隊到着時観察所見：意識清明。呼吸数20/分。脈拍84/分、整。血圧128/76mmHg。体温36.5℃。$SpO_2$値98%。痛みは次第に強くなってきているという。

この病態で観察される所見はどれか。1つ選べ（第38回D-29、一部改変）。

1．筋性防御
2．腸雑音の亢進
3．左背部叩打痛
4．腹壁静脈の怒張
5．腹部拍動性腫瘤の触知

**最初に考えること**

・バイタルに問題はない。「七転八倒する」というのは非常に強い痛みを示唆する。これらと「左側腹部痛」を考え合わせれば、やはり尿管結石か？
・尿管結石であれば、この側腹部痛は内臓痛のはずだが、ほんとうにそれでよいのだろうか？
・「痛みは次第に強くなっている」という記述からは、これが間欠痛なのか持続痛なのか、判断できない。

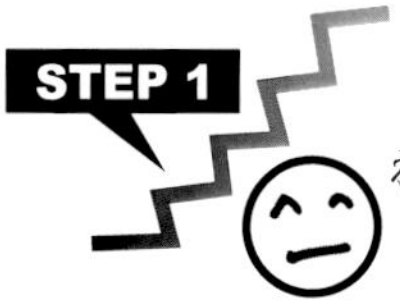


この傷病者の現在の痛み（左側腹部痛）について正しいのはどれか。1つ選べ（ヒント：「七転八倒する」）。

1．体性痛
2．内臓痛

これは難問だったかもしれない。内臓痛である。「七転八倒する」というのは、単に激しい痛みを示唆するだけでなく、内臓痛の特徴でもある。なぜか？「**攻撃開始前の栄養補給**」（2頁）を思い出してほしい。「体性痛は体動で変化する」。

あなたが腹壁の広い範囲に火傷を負ったとしよう。痛い。激しい体性痛である。あなたは七転八倒するだろうか？　するわけがない。動けば余計に痛いからである。**どんなに痛くても、じっと動かずに我慢する。これが激しい体性痛に耐えている傷病者の特徴**である。

これに対して内臓痛は体動の影響をほとんど受けない。だから、姿勢を変えても痛みが強くなることもない。逆に、この傷病者のように姿勢をいろいろ変えて、少しでも痛みが和らぐ姿勢がないかと「七転八倒」する。したがって、この側腹部痛は内臓痛といってよい。間欠痛であることが明らかであれば、内臓痛の可能性はさらに高くなるが、残念ながらその点は不明である。

側腹部の内臓痛であれば、消化器系臓器からのものではない。左右に1対ある臓器、すなわち腎臓・尿管に由来する内臓痛であると判断できる。本症例は尿管結石と判断してよさそうである。（正解2）

## FINAL

40歳の男性。仕事中に突然七転八倒するような左側腹部痛が出現し、同僚が救急要請した。

救急隊到着時観察所見：意識清明。呼吸数20/分。脈拍84/分、整。血圧128/76mmHg。体温36.5℃。 $SpO_2$値98％。痛みは次第に強くなってきているという。

この病態で観察される所見はどれか。1つ選べ（第38回D-29、一部改変）。

1. 筋性防御
2. 腸雑音の亢進
3. 左背部叩打痛
4. 腹壁静脈の怒張
5. 腹部拍動性腫瘤の触知

結石によって閉塞した尿管の上流に尿が蓄積し、尿管が過拡張を起こして激しい内臓痛を生じている。拡張しているのは尿管だけでなく、上流の腎盂・腎杯も拡張して水腎症の状態になっている可能性もある。腎盂・腎杯の拡張によって腎臓全体も腫脹しているだろう。腎臓は肋骨脊柱角の部位にあるので、この部分を叩打すれば腎臓が振動して痛みを生ずる。これは腎盂の炎症が腎臓を包む腎皮膜に波及して生じる内臓痛（Th-8の領域）である。「左背部」というのは、もう少し厳密にいえば「左肋骨脊柱角」である。すなわち、この傷病者では尿管の蠕動運動に伴う左側腹部痛の間欠痛（内臓痛）と、左肋骨脊柱角の内臓痛（叩打した時のみ）が併存している。（正解3）

「**1.筋性防御**」は壁側腹膜に炎症が及んでいる場合の徴候である。尿管結石では腹膜に異常は及ばない。「**2.腸雑音の亢進**」は腸閉塞。「**4.腹壁静脈の怒張**」は門脈圧亢進（肝硬変）。「**5.腹部拍動性腫瘤の触知**」は腹部大動脈瘤、の所見である。

**補足**

ここで尿管結石による腹痛を整理しておこう。尿管結石は徐々に生成されるが、その症状は突然に出現する。尿管結石の多くは腎盂の壁にへばりつくようにして成長する（腎結石）。結石が壁にへばりついている限り、ほとんど悪さはしない。問題は結石の一部が尿管に向かって剥がれ落ちた場合である。尿管には何ヵ所か、特に細くなって結石が詰まりやすい場所がある。小さなかけら（5mm以下）であれば、無症状に尿管を流れ落ちるが、それ

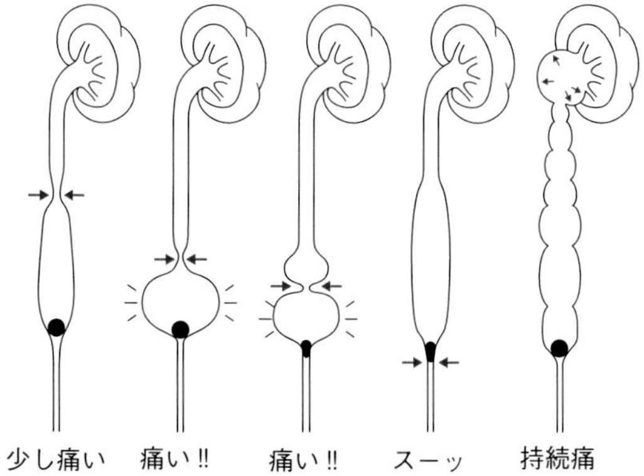


**図　尿管結石による腹痛**

より大きな結石は尿管が細くなった場所に詰まる。そうなると結石より上流の尿管には次第に尿が溜まっていく。尿は尿管の蠕動運動によって運ばれるので、蠕動が閉塞部に押し寄せるにつれて閉塞部より上流の尿管が過拡張をきたして強い腹痛が生じる。蠕動の波が閉塞部を通り過ぎると、一時的に痛みは消えるが、次の蠕動が近づくと再び痛みが生じる。すなわち間欠痛である。

これを繰り返しているうちに、閉塞部より上流の尿管だけでなく腎盂・腎杯にも尿が貯留する。尿管と腎盂・腎杯が常に過拡張した状態となるにつれて、痛みは次第に持続的になる。腎臓の周囲は脂肪組織で包まれており、さらにその外側を腎筋膜が覆っている。腎臓全体が拡張する(水腎症)と、腎皮膜が伸展されて肋骨脊柱角の叩打痛が生じる。

**Point !**

- 尿管結石では結石より上流の尿管だけでなく、最終的には腎盂・腎杯も拡張して(水腎症)痛みの原因となる。
- したがって、腎臓のある場所の背部(肋骨脊柱角)に叩打痛(内臓痛)が認められる。

**問6** 42歳の女性。家人が3日ぶりに帰宅したところ、居室でうわごとを言っているところを発見したため、救急要請された。

救急隊到着時観察所見：意識JCS 3。呼吸数36/分。脈拍110/分、整。血圧88/64mmHg。体温39.2℃。腹部は平坦で、軟らかいが、右側の肋骨脊柱角を叩打すると顔をしかめる。家人が出かける前、傷病者は普段どおり家事をこなしていたが、排尿時の陰部不快感を訴えていたという。

最も考えられるのはどれか。1つ選べ（第36回 D-28、一部改変）。

1. 心原性ショック
2. 敗血症性ショック
3. 循環血液量減少性ショック
4. アナフィラキシーショック
5. 心外閉塞・拘束性ショック

## 最初に考えること

設問からもショックであることは明らかである。体温が高いことは敗血症性ショックを疑わせるが、仮にそうであったとして、その原因は何か？　なにしろ、過去3日間の様子が不明なので、可能性としてはすべてのショックが考えられる。

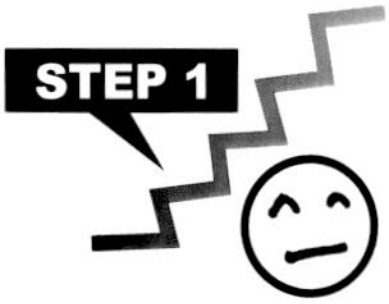


肋骨脊柱角の叩打痛を生じるのはどれか。2つ選べ。

1. 尿道炎
2. 膀胱炎
3. 尿管結石
4. 腎盂腎炎

**尿道炎と膀胱炎は**一連の感染症（下部尿路感染症）で、**排尿時の陰部不快感や下腹部痛を伴う**。炎症は腎臓にまで及んでいない状態なので、肋骨脊柱角の叩打痛（腎臓を刺激したときの内臓痛）は生じない。

尿管結石では、結石によって尿管が閉塞した部位の上流に徐々に尿が貯留する（「**問5**」補足参照）。この段階の痛みは間欠的で、片側のTh-12デルマトームに一致した領域（腰部からウエストのくびれを回り、下腹部・恥骨上部に至る）に生ずる（**46頁図**参照）。肋骨脊柱角の叩打痛はまだ生じていない。時間が経過して大量の尿が貯留すると、閉塞部位の上流の尿管と腎盂・腎杯が（蠕動運動にかかわらず）常に過拡張した状態となり、痛みは持続的となる。こうなった段階で肋骨脊柱角の叩打痛が生じることは既に述べた（「**問5**」補足参照）。

腎盂腎炎では、腎盂に感染・炎症がある。その炎症によって腎臓全体が腫脹するために、肋骨脊柱角の叩打痛が生じる。（正解3と4）

排尿時の陰部不快感を生じ**ない**のはどれか。1つ選べ。

1. 尿道炎
2. 膀胱炎
3. 尿管結石
4. 腎盂腎炎

膀胱炎・尿道炎は鋭い下腹部痛や下腹部・陰部の不快感などを生じるが、これらはいずれも排尿時に強く出現し、排尿時以外はほぼ無症状である。

ただし、尿道炎はSTD（sexually transmitted diseases；性感染症）以外には単独での発症は珍しい。膀胱とは違って尿道には尿が貯留することなく、（本来は無菌の）尿によって定期的に洗われるからだろう。

**尿管結石では陰部不快感は生じない**（尿道結石があれば鋭い痛みを感じるだろうが）。

**腎盂腎炎**は多くの場合、膀胱炎から波及した状態、すなわち膀胱炎を同時に合併しているので、**膀胱炎の症状のすべてを合併する**。（正解3）

## STEP 3

発熱をきたすのはどれか。1つ選べ。

1. 尿道炎
2. 膀胱炎
3. 尿管結石
4. 腎盂腎炎

膀胱と尿道を合わせて**下部尿路**と呼ぶ。下部尿路の感染では発熱を生じない。膀胱にも免疫細胞があって、膀胱炎が起これば炎症反応が惹起される。そうなれば発熱を生じても不思議ではないのだが、なぜか発熱しない。いろいろ調べたが、その理由はわからなかった。

尿管結石は感染症ではないので、発熱はない。

**尿路感染症で発熱を伴うのは腎盂腎炎のみ**である。通常、腎盂腎炎は外尿道口から侵入した細菌が、尿路を逆行して膀胱⇨尿管⇨腎盂へと至った結果として生ずる。したがって、腎盂腎炎では、腎盂以下の尿路の感染症に伴う徴候を合併する。（正解4）

## FINAL

42歳の女性。家人が3日ぶりに帰宅したところ、居室でうわごとを言っているところを発見したため、救急要請された。

救急隊到着時観察所見：意識JCS 3。呼吸数36/分。脈拍110/分、整。血圧88/64mmHg。体温39.2℃。腹部は平坦で、軟らかいが、右側の肋骨脊柱角を叩打すると顔をしかめる。家人が出かける前、傷病者は普段どおり家事をこなしていたが、排尿時の陰部不快感を訴えていたという。

最も考えられるのはどれか。1つ選べ（第36回 D-28、一部改変）。

1. 心原性ショック
2. 敗血症性ショック
3. 循環血液量減少性ショック
4. アナフィラキシーショック
5. 心外閉塞・拘束性ショック

腎盂腎炎に由来する敗血症性ショックが最も考えやすい。3日前に「排尿時の陰部不快感」を訴えた時点で、おそらく膀胱炎をきたしていた可能性がある。この時点では発熱はなかったと思われる。頻尿や残尿感はあったはずだが、日常生活に支障をきたすほどではなかったのだろう。その後、膀胱炎が逆行性に腎盂にまで進展し、腎盂腎炎から敗血症をきたしたというストーリーが最も考えやすい。ちなみに、**敗血症性ショックに進展することの多い感染症**としては、**腎盂腎炎**のほか、**肺炎**と**化膿性胆管炎**がある(「**問2**」参照)。(正解2)

**Point!**

- **膀胱炎・尿道炎では発熱しない。**
- **腎盂腎炎は膀胱炎の感染が尿路を逆行した結果の感染症である。**
- **腎盂腎炎では高熱を発する。**
- **腎盂腎炎は敗血症に進展しやすい。**
- **腎盂腎炎や尿管結石で、腎盂・腎杯の過拡張が持続した状態になると、その内臓痛は持続的となる。**

**補足**

**膀胱炎**の原因菌の多くは大腸菌であり、消化管由来である。圧倒的に**女性に多発**する(尿路に異常のない男性には、まず発生しない)のは、外尿道口と肛門の位置関係を考えれば明らかである。また、女性の中でも性的に活発な時期に生じやすい。これも納得できる。

ただし、尿路に異常のある場合(前立腺肥大症、神経因性膀胱、尿路結石、尿路悪性腫瘍、尿路カテーテル留置など)での発症となると、性差はほとんどない。

**問7**　12歳の男児。学校から帰宅後に昼寝をしていたが、急に激しい右下腹部痛を訴えて起きてきたので、母親が救急要請した。

救急隊現場到着時観察所見：意識清明。呼吸数24/分。脈拍110/分。血圧110/62 mmHg。体温36.8℃。$SpO_2$値100%。

悪心を訴えるが、下痢はない。右下腹部の痛みは持続的だというが、その部位に圧痛はない。

最も疑わしい疾患はどれか。1つ選べ（第44回 D-28、一部改変）。

1. 食中毒
2. 尿管結石
3. 精索捻転症
4. 急性虫垂炎
5. 急性胃腸炎

## 最初に考えること

・バイタルに問題なし。

・若年者で持続する右下腹部痛といえば、急性虫垂炎か？　であれば、下腹部痛の前に臍周辺の間欠痛があったかどうかが気になるが、それは不明である。

・そもそも右下腹部に圧痛がなく、しかも突然の発生というのは急性虫垂炎では話が合わない。

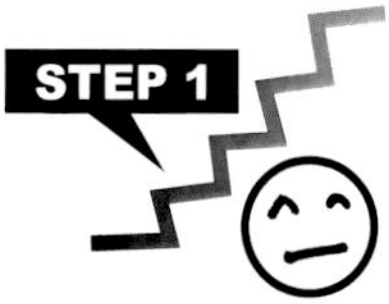


右下腹部痛について正しいのはどれか。1つ選べ。

1. 体性痛
2. 内臓痛

**内臓痛**である。これが右下腹部の壁側腹膜に由来する体性痛であれば、その場所を圧迫すれば痛いはずである。この症例では圧痛がない。確かに、持続性の痛みは体性痛を疑わせる性質である。しかし、体性痛が持続性なのは障害部位が蠕動運動を行わないからである。つまり、内臓痛であっても蠕動運動しない部位に由来する痛みは持続的であってもおかしくない。（正解2）

## STEP 2

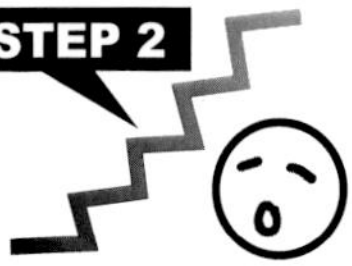

右下腹部痛の原因となっている臓器として正しいのはどれか。1つ選べ。

1. 精巣
2. 尿管
3. 膀胱
4. 直腸
5. 下行結腸

上記の臓器の内臓痛はすべて下腹部に生じ得る。しかし、直腸と下行結腸、膀胱はそれぞれ1つしかない臓器なので、その内臓痛は正中に生じる。選択肢の中で左右に1対ある臓器は尿管と精巣であり、これらはいずれも片側の下腹部に痛みを生ずる。ただし、尿管は蠕動運動をする管腔臓器であるため、その内臓痛は、少なくとも初期には間欠的である。左右に1対あって蠕動運動しない臓器は（選択肢には）精巣しかない。（正解1）

## FINAL

12歳の男児。学校から帰宅後に昼寝をしていたが、急に激しい右下腹部痛を訴えて起きてきたので、母親が救急要請した。

救急隊現場到着時観察所見：意識清明。呼吸数24/分。脈拍110/分。血圧110/62 mmHg。体温36.8℃。$SpO_2$値100%。

悪心を訴えるが、下痢はない。右下腹部の痛みは持続的だというが、その部位に圧痛はない。

最も疑わしい疾患はどれか。1つ選べ（第44回 D-28、一部改変）。

1. 食中毒
2. 尿管結石
3. 精索捻転症
4. 急性虫垂炎
5. 急性胃腸炎

精索には精巣に至る動静脈・神経が入っている。これが捻転すると精巣が虚血をきたし、突然の激しい痛みが生じる。

虚血に伴う内臓痛は強い。精巣の内臓痛は臍下部から下腹部に生じるが、主には片側の下腹部痛である。精巣の内臓感覚神経はTh-10～Th-12のレベルで脊髄に入るが、この際に同じくTh-10～Th-12から脊髄に入る体性感覚神経に痛み刺激が「漏電」するからである(したがって、Th-10～Th-12の領域に生じる痛みは、厳密には関連痛である)。男性なら、精巣を打ったときに、精巣だけでなく下腹部も痛くなった経験はだれにでもあろう(女性の卵巣痛も同じ)。

精巣にはS2・3からの体性感覚神経もある。体性痛は関連痛よりも強烈なので、精索捻転症で生じる痛みはS2・3領域、すなわち激しい陰嚢痛がメインで、下腹部痛は付け足しである。

この意味で、この問題(陰嚢痛に関する記載がない)は意地悪に感じるかもしれない。しかし、この年頃の男子は恥ずかしがって陰嚢痛を素直に訴えないこともある。**精索捻転症は思春期前**(生殖器が急激に成長する時期)に発症することが多い(7割程度)ので、この年頃の男子が片側の下腹部痛を訴える場合には、この点を頭に入れておく必要がある。疑わしい場合、陰嚢を触診すれば、明らかな圧痛を訴えるはずである。

この機会に、腎・尿管と精巣の神経支配を整理しておこう。胎児期に、精巣と腎臓はほぼ同じ高さにある(臍よりも少し上)。その証拠に精巣動脈は多くの場合、腎動脈分岐部の直下の大動脈から分岐するし、内臓感覚神経もほぼ同じレベル、すなわちTh-10～Th-12から脊髄に入る。その後、出生時までの間に精巣は後腹膜腔を(神経や血管を引きずりながら)下行し、鼠径管を通って陰嚢に納まる。したがって、腎・精巣が障害されると、いずれもTh-10～Th-12領域に関連痛を生じる。ほぼ同じような内臓感覚神経に支配される腎臓(尿管結石に伴う水腎症や腎梗塞、腎盂腎炎)の内臓痛の領域が腸骨稜に沿って背部からウエストのくびれを回り、腹壁前面から斜めに下腹部・恥骨上部に至るどこかであるのに対し、精巣が障害された場合の関連痛が下腹部のみにとどまる理由は不明である。なお、尿管はTh-12のすぐ尾側、すなわちL1・2の領域に関連痛を生ずる。これはTh-12の領域のやや尾側、すなわちウエストのくびれのやや下から腹壁前面を回って鼠径部に至る斜めの領域である(**次頁図**参照)。(正解3)

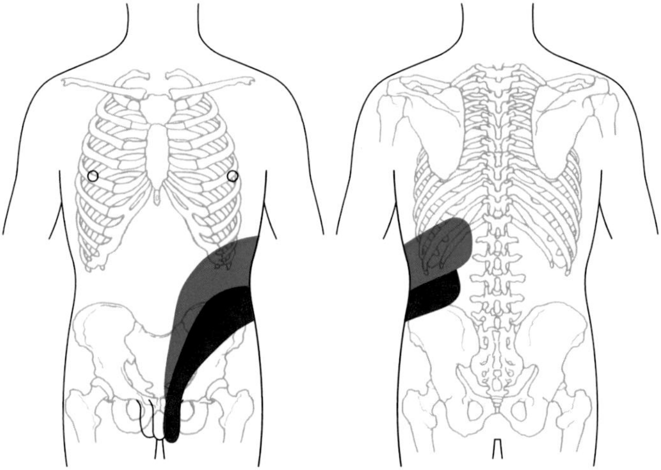

図　腎臓に関連する痛み（青）と尿管に関連する痛み（赤）

**Point !**

■思春期前の男子の片側性下腹部痛では精索捻転を忘れずに！
■精索捻転では精巣の虚血によって強い精巣痛(＋下腹部痛)を生じる。

**補足**

**精索捻転**は陰嚢が温まってリラックスする状態、つまり就眠中に起こることが多い。精索が伸び切っているので捻じれやすいのだと言われている。本症例でも昼寝の最中に発症している。

**精索捻転の緊急度は高い**。捻転と同時に精巣への血流が停止し、精巣は急速に壊死に向かう。捻転解除までのタイムリミットは6時間と言われている。捻転解除が遅れた場合、なんとかなるだろうと高をくくっていると、反対側(健康な方)の精巣に交感性精巣炎（自己免疫による）をきたし、両方の精巣を失ってしまうことになる。若者の将来に重大な障害を及ぼす事態である。

**問8** 85歳の女性。突然、腹部に激痛が出現し痛みが治まらないため家族が救急要請した。

救急隊到着時観察所見：意識JCS 1。呼吸数28/分。脈拍108/分、不整。血圧178/98mmHg。$SpO_2$値96%。これまでに経験したことのない持続痛だと訴えているが、腹部は平坦で軟らかく反跳痛も認めない。心房細動と僧帽弁狭窄症とで通院加療中である。

この傷病者で最も疑われる病態はどれか。1つ選べ（第42回 D-24）。

1．胃穿孔
2．腸管虚血
3．小腸閉塞
4．感染性胃腸炎
5．下部消化管出血

**最初に考えること**

・似たような状況設定を前にも見た（「**問4**」）。
・「突然の腹痛」「持続痛」「激しい痛み」があるのに「腹部は平坦で軟らかい」、さらに心房細動を伴っている。
・強い持続痛で腹膜刺激徴候が認められないのは腸管の虚血くらいしかない！

# FINAL

85歳の女性。突然、腹部に激痛が出現し痛みが治まらないため家族が救急要請した。

救急隊到着時観察所見：意識JCS 1。呼吸数28/分。脈拍108/分、不整。血圧178/98 mmHg。$SpO_2$値96％。これまでに経験したことのない持続痛だと訴えているが、腹部は平坦で軟らかく反跳痛も認めない。心房細動と僧帽弁狭窄症とで通院加療中である。

この傷病者で最も疑われる病態はどれか。1つ選べ（第42回 D-24）。

1．胃穿孔
2．腸管虚血
3．小腸閉塞
4．感染性胃腸炎
5．下部消化管出血

**腸管虚血**である。おそらく上腸間膜動脈閉塞症であろう。小腸の虚血によって臍周辺に内臓痛が生じる。設問では痛みの場所が「腹部」としか記載されていないが、おそらく痛むのは臍周辺であろう。原因が虚血であることと、虚血の範囲が広いことのダブルパンチで激しい腹痛が生じる。虚血によって小腸の蠕動運動が停止するので腹痛は持続的となる。傷病者に心房細動と僧帽弁狭窄症があることを考えると、左心房にできた壁在血栓が流れ飛んで上腸間膜動脈のどこかに塞栓した上腸間膜動脈血栓塞栓症の可能性が高い。（正解2）

1. 胃穿孔

消化管が穿孔すれば漏れ出した内容物によって壁側腹膜が刺激される。**体性痛が出る**はずなので、違う。

3. 小腸閉塞

閉塞部位より口側で強い蠕動運動が生じる結果、**臍周辺に間欠的な内臓**

痛が生じる。

**4. 感染性胃腸炎**

「悪い」内容物を排泄するために蠕動運動が強まり、間欠的な腹痛に加えて悪心・嘔吐・下痢が生じる。

**5. 下部消化管出血**

**下血・血便が主体**となる。出血している腸管壁の損傷が浅い場合には間欠的腹痛(内臓痛)が生じる。損傷が腸管外側の臓側胸膜に達すると、その影響が壁側腹膜にも及んで持続痛(体性痛)となる。腹膜刺激徴候を伴う。

**補足**

傷病者が自覚する痛みは主観的であるが故にさまざまである。本症例のような上腸間膜動脈閉塞症では虚血が広範囲に及ぶこともあって激しい内臓痛が生じる。痛みは臍周辺に生じているはずなのだが、激痛の場合には腹部全体が痛いように感じてしまう。傷病者が「お腹全体が痛い」と表現してしまうのを責めることはできない。また、「**問1**」で登場した**急性虫垂炎の初期に臍周辺に感じる内臓痛では悪心・嘔吐を伴う**ことがある。悪心とは、主に心窩部に感じる強い不快感である。そのため、傷病者は**心窩部から臍周辺にかけて**の広い場所に痛みを自覚することがある。

## 問9

43歳の男性。夕食後、突然に激しい右腰背部痛を訴えたため妻が救急要請した。

救急隊到着時観察所見：意識清明。呼吸数24/分。脈拍80/分。血圧110/70 mmHg。$SpO_2$値98％。体温36.2℃。無意識にうなってしまうような強い痛みが10分ほど続いたが、その後痛みは治まったという。しかし、救急隊が傷病者を観察中に再び強い痛みを訴えて嘔吐した。

この傷病者で最も疑われる疾患はどれか。1つ選べ（第46回 D-25、一部改変）。

1．膀胱炎
2．尿管結石
3．急性膵炎
4．急性腎盂腎炎
5．腹部大動脈瘤破裂

### 最初に考えること

・バイタルはそれほど乱れておらず、発熱もない。
・「無意識にうなってしまう」というのだから、痛みはかなり強そうである。
・「夕食後」というのは、何か関係があるのだろうか？

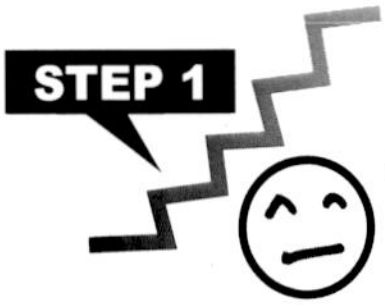


この傷病者の現在の痛み（右腰背部痛）について正しいのはどれか。1つ選べ。

1．体性痛
2．内臓痛

痛みが強くなったり消失したりしている。間欠痛である。間欠痛は管腔臓器に生じる内臓痛である。管腔臓器は蠕動運動する。蠕動運動するから痛みは間欠的になる。体性痛なら持続的のはずである。（正解2）

**STEP 2**

この間欠痛の原因となっていると考えられる臓器はどれか。1つ選べ。

1．腎臓
2．尿管
3．膀胱
4．上行結腸
5．腹部大動脈

間欠痛なのだから、蠕動運動をする内臓からの痛みである。それが消化管に由来するのなら、身体の正中部に生じるはずである。痛みが右側のみに生じているということは、原因臓器は左右に1対あって、かつ蠕動運動する臓器、すなわち、尿管または精索（女性なら卵巣・卵管も）である。（正解2）

**FINAL**

43歳の男性。夕食後、突然に激しい右腰背部痛を訴えたため妻が救急要請した。

救急隊到着時観察所見：意識清明。呼吸数24/分。脈拍80/分。血圧110/70 mmHg。$SpO_2$値98％。体温36.2℃。無意識にうなってしまうような強い痛みが10分ほど続いたが、その後痛みは治まったという。しかし、救急隊が傷病者を観察中に再び強い痛みを訴えて嘔吐した。

この傷病者で最も疑われる疾患はどれか。1つ選べ（第46回 D-25、一部改変）。

1．膀胱炎
2．尿管結石
3．急性膵炎
4．急性腎盂腎炎
5．腹部大動脈瘤破裂

「腰背部(または側腹部から鼠径部、時に陰茎)」「間欠的」「激しい痛み」は典型的な尿管結石の臨床経過である。尿管結石で痛みが生ずるのはなぜか？“ゴツゴツした石が尿管の粘膜を刺激するので痛い”というのは間違いである。

尿管の粘膜には感覚がないので、石がこすれても痛みは生じない。尿管結石の痛みは、結石によって尿管が閉塞したときに生じる。尿管閉塞の結果、結石の上部の尿管に尿が蓄積して尿管が過拡張するからである。過拡張は尿管の蠕動運動が押し寄せるたびに酷くなるので、その痛みは間欠的となる。時間が経って、閉塞部位より上の尿管に多量の尿が貯留すると、尿管は蠕動運動にかかわらず常に過拡張した状態となる。

したがって、**尿管結石に伴う痛み**は蠕動運動と尿の貯留に従って、**強弱を繰り返し**ながら(間欠的に)徐々に強まり、その後は次第に**持続的な痛みに移行**する。(正解2)

**1.膀胱炎**

外尿道口から侵入した細菌(多くは消化管由来の大腸菌)が尿道を逆行して膀胱に到達して発生する。不思議なことに発熱はない。排尿時以外には下腹部痛もないか、あっても残尿感や不快感程度である。主な症状は排尿時に下腹部に感じる鋭い痛み、頻尿、頻回の尿意などである。細菌の侵入経路を考慮すれば、膀胱炎が女性に多く、男性では稀なことは明らかであろう。

**3.急性膵炎**

痛みは**心窩部に始まる**(腹腔動脈に支配される臓器⇨心窩部痛)。炎症が進行すると背部(膵臓は後腹膜臓器である)にある腎筋膜などの組織が刺激されて**体性痛が出現**する。炎症が腹部の前方に向かって後腹膜(腹部背面の壁側腹膜)を越える(腹膜腔に侵入する)といわゆる急性腹膜炎となる。

**4.急性腎盂腎炎**

膀胱炎を起こした細菌が尿管を逆行し、腎盂にまで到達した状態である。膀胱炎と異なり、**高熱を生じる**。腎を取り囲む腎筋膜に炎症が波及すると**腰背部の痛み**(体性痛、持続的)を生ずる。痛みの場所は本症例にも合う。しかし、本症例では発熱がないことと痛みが間欠的であることから、腎盂腎炎は否定的である。

**5.腹部大動脈瘤破裂**

**高齢者に多く、下腹部や腰背部**(いずれも正中部)**の痛みが典型的**である。破裂すれば**最低でもショック、悪ければ心停止**をきたす。

Point !

**尿管結石の痛みは**

- 片側性
- 腰背部から側腹部、鼠径部にかけての部位(Th-12のデルマトームに一致)
- はじめ間欠的、次第に持続的
- 激しい

補足

この傷病者の発症は「夕食後」で、救急隊到着後には嘔吐がみられた。

「夕食後」と「嘔吐」から消化器系の臓器の異常だと短絡的に考えてはならない。**「夕食後」は、発症は比較的急激**であることを意味する。「嘔吐」(と悪心)は消化器系の異常だけでなく、強い痛みや頭蓋内圧亢進でも発生する。いずれについても「**問4補足**」を参照のこと。

**問10**

80歳の男性。昼食後に下腹部痛を訴え、家族が救急要請した。

救急隊到着時観察所見：意識JCS 10。呼吸数32/分。脈拍140/分。血圧72/40 mmHg。$SpO_2$値測定不能。皮膚蒼白で冷汗を認める。腰のあたりも痛くなってきたという。下腹部に圧痛はない。

この傷病者でまず疑うべき疾患はどれか。1つ選べ（第46回 C-8、一部改変）。

1．尿管結石
2．急性膵炎
3．急性心筋梗塞
4．脊柱管狭窄症
5．腹部大動脈瘤破裂

## 最初に考えること

・「昼食後に」という訴えは、これが突発性の出来事であることをうかがわせる。
・明らかにショックであること、下腹部だけでなく背部（腰のあたり）にも痛みが生じていることを考えれば、腹部大動脈瘤の破裂は外せない。

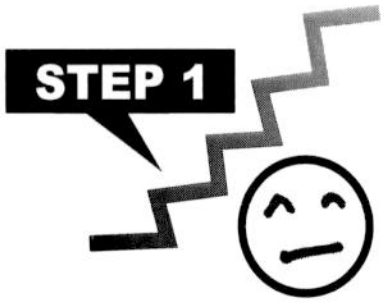


痛みのある下腹部に圧痛がない場合に可能性があるのはどれか。2つ選べ。

1．内臓痛である
2．体性痛である
3．大した痛みではない
4．痛みの原因が下腹部以外にある

体性痛では、痛みのある場所を圧迫すれば、その場所の痛みが強くなるはずである。これに対して内臓痛では圧迫した場所とその痛みを感じる場所が異なることがある。例えば、急性虫垂炎の初期には心窩部痛（内臓痛）を感じるが、心窩部を圧迫しても痛みは生じず、右下腹部を圧迫した場合に心窩部の痛みが強くなる。本症例のように下腹部を圧迫しても痛みが生じないということは、この傷病者の痛みは内臓痛であり、その起源が下腹部以外にあることを示している。

「2.体性痛」であれば、自発痛の場所と圧痛を生じる場所は常に一致する。

「3.痛み」の強さは関係がない。

つまり、この傷病者では下腹部以外に原因があって、下腹部痛と背部痛を伴ったショックを呈している。(正解1と4)

## FINAL

80歳の男性。昼食後に下腹部痛を訴え、家族が救急要請した。

救急隊到着時観察所見：意識JCS 10。呼吸数32/分。脈拍140/分。血圧72/40 mmHg。$SpO_2$値測定不能。皮膚蒼白で冷汗を認める。腰のあたりも痛くなってきたという。下腹部に圧痛はない。

この傷病者でまず疑うべき疾患はどれか。1つ選べ(第46回 C-8、一部改変)。

1. 尿管結石
2. 急性膵炎
3. 急性心筋梗塞
4. 脊柱管狭窄症
5. 腹部大動脈瘤破裂

腹部大動脈瘤の破裂では後腹膜腔にできた血腫によって腹腔背面の神経(腸骨下腹神経など)が圧迫されて下腹部と腰部に体性痛を生じるといわれている。下腸間膜動脈への血流が低下して、この領域の腸管が虚血をきたしたことによる内臓痛も関与しているかもしれない。ショックを伴った下腹部・腰部痛では真っ先に腹部大動脈瘤の破裂を疑う。

腹部大動脈瘤のほとんどは腎動脈分岐部直下から総腸骨動脈が分岐する部分にかけての場所に生じる。総腸骨動脈分岐部は腹部前面の**体表ではほぼ臍の高**

さに一致する。つまり、**腹部大動脈瘤は臍上部の背中側**にある。したがって、大動脈瘤が破裂した傷病者では破裂動脈瘤のある場所、すなわち臍上部を圧痛すると下腹部に痛みを訴える（もっとも、大動脈瘤破裂を疑う患者で臍上部を圧迫するのには躊躇するが…）。（正解5）

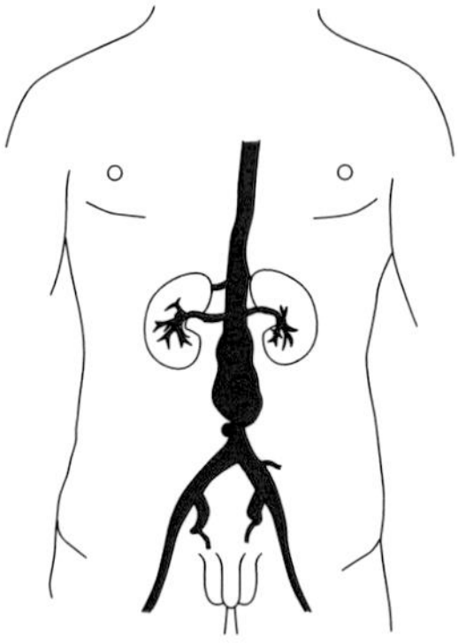

**大動脈瘤と臍・腎動脈**

**1.尿管結石**

痛みはほぼTh-12のデルマトームに従うと考えてよい。背面ではウエストのくびれの上端くらいだから、これを「背中が痛い」と表現することはあってもおかしくはない。ただし、**尿管結石ではショックにはならない。**

**2.急性膵炎**

心窩部の内臓痛 ⇨ 背部痛（体性痛） ⇨ 腹膜刺激徴候なので違う。

**3.急性心筋梗塞**

初発症状が心窩部であることはたまにあるが、下腹部痛は生じない。

**4.（腰部）脊柱管狭窄症**

L3〜L5にかけて好発する。まさに「腰」である。しかし、脊柱管自体に痛みが生じるわけではない（椎間板ヘルニアによる狭窄症の場合を除く）。痛みは狭窄に伴う馬尾や神経根が圧迫されることによる神経の虚血が原因である。狭窄している付近の腰髄神経は主に下肢を支配しているので、その神経から発せられる痛み刺激は下肢からのものとして脳に伝えられる。つまり、傷病者は腰に痛みを感じるのではなくて、**下肢に痛み**を感じる。これが**典型的な放散痛**である。

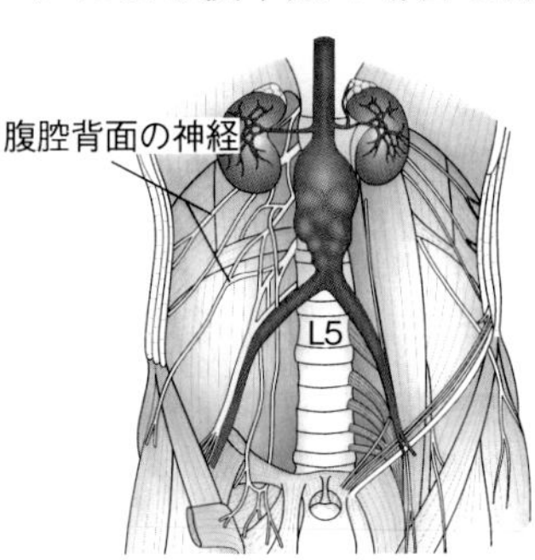


**大動脈瘤と腹腔背面の神経**

**Point！**

- 腹部大動脈瘤があっても破裂するまでは多く場合、無症状である。
- 痛みは血腫によって腹腔背面の神経（腸骨下腹神経など）が圧迫されて生じる。
- 腹腔背面の神経は腰部・下腹部から鼠径部にかけての痛みを伝える。
- したがって傷病者は腰部・下腹部から鼠径部に自発痛を感じる。
- 下腹部痛・腰痛・ショックの組み合わせでは、まず腹部大動脈瘤の破裂を疑う。
- 腹部大動脈瘤があっても破裂するまでは多く場合、無症状である。
- 腰部脊柱管狭窄症は下肢の痛みが主で、かつ間欠的跛行を伴うことが多い。腰痛はあまり強くない。

**補足**

〈 瘤に痛みは生じない 〉

正常な動脈や静脈は外膜や中膜に痛覚（内臓感覚の一部として痛みを中枢に伝える）がある。したがって、動脈解離や静脈穿刺、静脈炎では痛みが生ずる。一方、静脈瘤や動脈瘤を形成した部分では、瘤の成長に伴って痛覚神経が変性するため、血管痛は生じない。食道静脈瘤の破裂では、静脈瘤と、それを覆う食道粘膜が損傷されるが、食道粘膜にはもともと痛覚はなく、静脈瘤の痛覚神経は変性により消失しているので傷病者は痛みを感じない。同様に、腹部大動脈瘤の破裂でも動脈瘤自体の損傷による痛みは生じない。

〈 腹部大動脈瘤は腎動脈分岐部直下にできる 〉

動脈の血管壁、特に中膜（平滑筋）への栄養は、内腔を流れる血液からの拡散によって供給される。しかし、大動脈などでは中膜が分厚いため、内腔からの栄養供給では不十分となる。そこで大動脈には全体を網タイツのように取り囲む血管網（vasa vasorum = 血管の血管）があって、大動脈の中膜に血液を供給している。しかし、腎動脈分岐部以下の腹部大動脈では、vasa vasorumが欠如する、あるいは未発達であり、中膜への栄養は血管内皮側からの拡散に頼らざるを得ない。さらに血管内皮側に粥状硬化を生じると動脈中膜への拡散による栄養供給はますます不十分になる。腹部大動脈瘤がこの部位に発生しやすいことに関連するとされている。

〈 腹部大動脈瘤破裂の運命は… 〉

腹部大動脈瘤の破裂（裂孔形成ないしは穿孔のイメージに近い）は大動脈の左背面に生ずることが多い。この場合、漏れ出た血液は後腹膜腔にとどまるので、出血は比較的徐々に進む。しかし、大動脈瘤の前面（腹膜に覆われている）への破裂では、大動脈とともに背中側の壁側腹膜も破れて血液が腹膜腔内に向かうので、ショックが急速に進行して現場で心停止に至ることが多い。

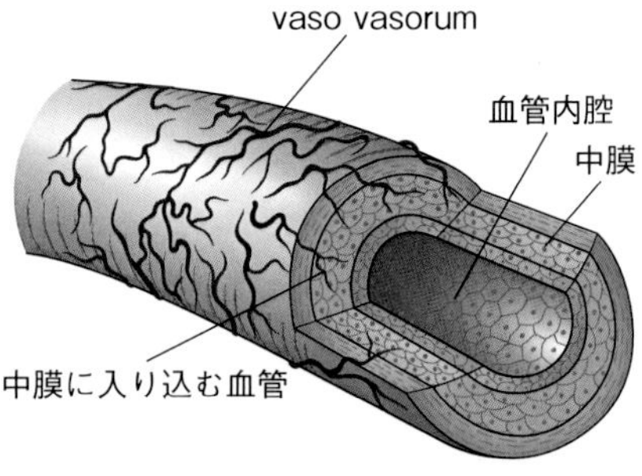


**大動脈全体を取り囲む血管網**

「**問10**」では、オリジナルの国家試験にはなかったヒントをいくつか加えておいた。オリジナルの設問は以下である。

本来の状況設定には、下腹部の自発痛と、その部位に圧痛がない点は記載されていない。それでも、「高齢者」「突然」「腰痛」「ショック」で答えは出せるはずである。

80歳の男性。昼食後に強い腰痛を訴え、家族が救急要請した。

救急隊到着時観察所見：意識JCS 10。呼吸数32/分。脈拍140/分。血圧72/40 mmHg。$SpO_2$値測定不能。皮膚蒼白で冷汗を認める。

この傷病者でまず疑うべき疾患はどれか。1つ選べ。

1.尿管結石、2.急性膵炎、3.急性心筋梗塞、4.脊柱管狭窄症、5.腹部大動脈瘤破裂

問11

52歳の男性。突然の心窩部痛のため救急要請した。

救急隊到着時観察所見：意識JCS 1。呼吸数20/分。脈拍96/分、整。血圧100/80mmHg。$SpO_2$値96%。心窩部の圧痛と腹部全体の筋性防御とを認め、背部痛も訴えている。腸蠕動音は聴取できない。アルコール臭を認める。

この傷病者で考えられる疾患はどれか。1つ選べ（第38回 D-28）。

1. 急性肝炎
2. 急性心筋梗塞
3. 胸部大動脈解離
4. 十二指腸潰瘍穿孔
5. マロリー・ワイス症候群

## 最初に考えること

- 呼吸数、脈拍、共にやや上昇している。
- この年齢にしては血圧が低いのでショックをきたしている可能性もある。
- 「腹部全体の筋性防御」というのはただ事ではない。
- 炎症が壁側腹膜の広い範囲に及んだ汎発性腹膜炎である。
- 腹膜刺激徴候があり、もちろん体性痛である。
- 炎症は腸管にも及ぶだろうから、腸蠕動が停止する（グル音が聴取できない）のも不思議ではない。
- 腹膜炎に伴う麻痺性イレウスである。
- 自発痛も圧痛も心窩部にあるので、心窩部にある臓器が傷害されているに違いない。

## STEP 1

心窩部の圧痛から疑われる臓器はどれか。1つ選べ。

1. 胃
2. 膵臓
3. 十二指腸
4. 横行結腸
5. 上記のすべて

すべて心窩部にある（ただし、横行結腸は心窩部でも下寄りで、臍に近い）。状況設定からは、心窩部痛が内臓痛なのか体性痛なのかはわからない。しかし、どちらにせよ、心窩部を圧迫すれば、傷害臓器とその周辺の壁側腹膜の両方を刺激することになるので、痛みが生じる。

体性痛にせよ内臓痛にせよ、心窩部に圧痛があるのだから傷害されている臓器はその付近にあるはず。つまり、心臓や胸部大動脈などの胸部臓器は選択肢から外せる。後は、その臓器の病変によって汎発性腹膜炎をきたしうる疾患を選べばよい。（正解5）

## FINAL

52歳の男性。突然の心窩部痛のため救急要請した。

救急隊到着時観察所見：意識JCS 1。呼吸数20/分。脈拍96/分、整。血圧100/80mmHg。$SpO_2$値96%。心窩部の圧痛と腹部全体の筋性防御とを認め、背部痛も訴えている。腸蠕動音は聴取できない。アルコール臭を認める。

この傷病者で考えられる疾患はどれか。1つ選べ（第38回 D-28）。

1. 急性肝炎
2. 急性心筋梗塞
3. 胸部大動脈解離
4. 十二指腸潰瘍穿孔
5. マロリー・ワイス症候群

十二指腸潰瘍の穿孔では、腸内容物が腹腔内（または穿孔部位によっては後腹膜腔：十二指腸は後腹膜臓器である）に漏れ出して腹膜炎をきたし、腹膜刺激徴候が出現する。背部痛は炎症が後腹膜にも及んだために、後腹膜や後腹膜臓器（大血管や腎筋膜など）を刺激して生じた体性痛であろう。アルコール摂取は潰瘍部を刺激するので、この病態のリスクファクターである。**（正解4）**

**1.急性肝炎**

心窩部痛や右季肋部痛がみられることもあるが、一般的ではない。そもそも急性肝炎はウイルス感染症なので汎発性腹膜炎に進展することはない。肝臓の異常によって腹膜炎（体性痛）を生じるとすれば、肝癌の破裂（肝臓表面に顔を出した癌組織が肝臓の被膜を破る）によって腹膜腔内に出血した場合くらいである。

**2.急性心筋梗塞**

心筋梗塞の初発症状が心窩部痛であることもあるが、心窩部に圧痛は生じない。腹膜炎に進展することもない。

**3.胸部大動脈解離**

心窩部に圧痛を生じることも、腹膜炎に進展することもない。敢えて言えば、解離のために腹腔動脈や腸間膜動脈などが閉塞して腹部症状をきたす可能性もないとは言えないが、それよりも**胸部痛・腰背部痛が主体**となる。

**5.マロリー・ワイス症候群**

頻回の嘔吐によって生じる。また、腹痛を生じることもなければ、腹膜炎に進展することもない。

**補足**

選択肢にはないが、この症例では急性膵炎の可能性もある。急性膵炎も心窩部の内臓痛に始まり、やがて腹膜炎へと進展する。十二指腸潰瘍穿孔と同様、背部痛を生じる。アルコール摂取がリスクファクターであることも共通している。

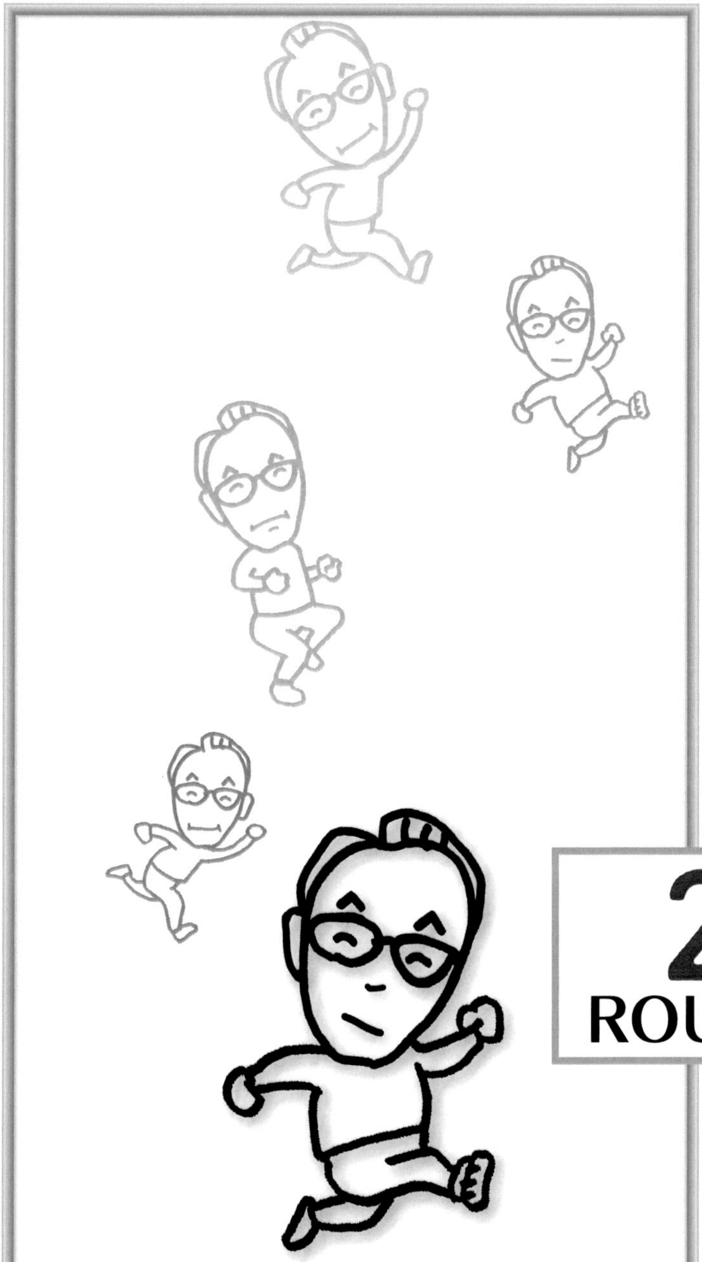

# 2 ROUND

ここまでは傷病者の自覚症状や身体所見をもとに原因臓器を絞り込む作業が中心だった。しかし、この作戦が使えない設問もある。例えば、単に「腹痛」とだけ記載されていて、その性状や場所が明記されていないなど。これでは臓器の絞り込みはできない。その場合には、既往歴や発症状況などの「周辺情報」を頼りに攻める以外にない。これまでの設問に出てきた周辺情報をまとめてみよう。

**1. 「○○しているときに」**（問3・4・8・9）

a.○○の内容はともかく、このような記述がある場合には、比較的突発する病態であることがわかる。血管病変(血栓塞栓や瘤破裂、解離)や尿管結石などが疑われる。この場合の○○は食事中でも掃除中でもなんでもよい。

b.○○の内容が意味をもつこともある。

・食事中または食後

⇨誤嚥による気道異物、アナフィラキシーなど

・労作中(掃除中、散歩中)

⇨労作性狭心症、くも膜下出血、腰部脊柱管狭窄症など

・農作業中・工事中

⇨(上記に加えて)熱中症など

**2. 既往歴・基礎疾患**(問2・7)

・心房細動・僧帽弁狭窄症

⇨血栓塞栓症

・腹部の手術痕

⇨(癒着性)腸閉塞

以下の設問では、周辺情報が主な武器となる。

**問12** 16歳の男性。午後の体育授業中に激しい腹痛を訴え、嘔吐を繰り返したため教員が救急要請した。

救急隊到着時観察所見：意識JCS 1。呼吸数24/分。脈拍116/分、整。血圧94/62 mmHg。$SpO_2$値96%。体温36.8℃。幼少期に小麦アレルギーがあり、昼食にうどんを食べたことを聴取した。

この傷病者の腹痛の原因として最も考えられるのはどれか。1つ選べ（第46回D-27）。

1. 胃潰瘍
2. 精巣捻転症
3. 急性虫垂炎
4. アナフィラキシー
5. 鼠径ヘルニア嵌頓

・やや頻呼吸、やや頻脈である。
・血圧は低く、この年齢の男子としては$SpO_2$も低過ぎる。
・ショックと判断すべきかどうか、微妙なところである。
・これ以外に傷病者の症候として提示されたのは腹痛と嘔吐のみである。
・腹痛の性状は不明である。
・腹部の触診所見もない。

これは困った。今まで取り組んできた問題のように、痛みの場所や性状から原因を絞り込んでいく手法は使えない。嘔吐は激しい痛みがあればどんな状況でも出現しうる徴候であって、選択肢に提示された病態のすべてに当てはまる。

仕方がないので「周辺情報」を検討してみる。

・体育の授業中の発症：16歳の男子で体育の授業に参加していたのだから、健康状態に大きな問題はなかったと思われる。授業開始前には大きな異常はなかったと考えると、病態が比較的急速に進行した様子がうかがえる。
・小麦アレルギーがあり、昼食にうどんを食べた➡小麦アレルギーを起こしたのか？

（正解（4））

敢えて可能性が高いものを選ぶとすればアナフィラキシーであろう。食物依存性運動誘発アナフィラキシーと考えるほかない。正解の番号を(　)付きにしたのはその意味である。なにしろ、腹部所見に関する記載がほとんどないのに、わざわざアレルギーの既往と昼食の内容が書いてある。わずか数行の状況設定文に、敢えてこのことを記載したのだから、これをキーポイントとみなすしかない。結局、「4.アナフィラキシー」を選ぶ唯一の根拠は、この一文のみである。

幼少期に小麦アレルギーがあり、昼食にうどんを食べたという。最近はアレルギーも治まっていたのだろう。一般に、食物アレルギーは原因となる食物を摂取した直後から30分後までの間に生じるので、昼休みに食事をしたとすれば、発症までの時間が長過ぎる気もする。しかし、食物によるアナフィラキシーの中には食物依存性運動誘発アナフィラキシーというものがある。これは食後直後には症状は出現せず、その後に運動した場合に(通常1～2時間後に)発症するので、これだったとすれば話は合う。アナフィラキシーではヒスタミンによって全身に浮腫が発生するが、どこに浮腫が集中するかは人によって異なる。この症例では皮膚や気道よりも消化管粘膜の浮腫がメインだったのだろうか。消化器症状(腸管粘膜の浮腫と腸分泌の亢進による腹痛・悪心・嘔吐)はアナフィラキシーでも時々ある症状なので、この症例が食物によるアナフィラキシーだったとしても矛盾はない。もっとも、アナフィラキシーの多くは皮膚症状(発赤、蕁麻疹)を伴うはずだが、それに関する記載がまったくないのは気になる。

**Point !**

- 食物によるアナフィラキシーは通常、食後30分までの間に生ずる。
- 食物依存性運動誘発アナフィラキシーでは、食後の運動によって(遅れて)誘発される。
- アナフィラキシーの症状で最も多いのは皮膚症状であるが、時に消化器症状も出現する。

一応、ほかの選択肢をどの程度否定できるか、みておこう。

**1.胃潰瘍**

16歳の男子が胃潰瘍になるのは稀である。そもそも胃潰瘍であれば、しばらく前から心窩部の不快感くらいはあったはずである。否定的である。

**2.精巣捻転症**

正しくは「精索捻転症」である(捻じれるのは精索であって、精巣ではない)。16歳は好発年齢に近いとは言える。精索捻転症であれば、「腹痛」というのは下腹部痛だろうか。しかし、精索捻転の痛みは精巣痛が主体である。また、精索捻転は陰嚢がリラックスする就眠中に起こることが多い(**問7**参照)。体育の授業中に起こらないとは限らないが、あまりしっくりこない。

**3.急性虫垂炎**

急性虫垂炎で激しい腹痛ということは、炎症が壁側腹膜にまで及んで右下腹部に自発痛・圧痛があるという状態を通り越して、虫垂が既に穿孔して明らかな腹膜炎を起こしているのだろうか？　それにしては進行が急速過ぎる。この段階に至る前(授業が始まる前)から心窩部・臍部の不快感、悪心・嘔吐、あるいは腹痛や下痢があるのが普通だろう。否定的である。

**5.鼠径ヘルニア嵌頓**

鼠径ヘルニアが嵌頓した場合、嵌頓による圧迫が軽度の場合には単純性腸閉塞となる。腸管腔の通過が障害されるだけで、腸壁への血液供給は障害されていない。腸閉塞が長引いて腸管腔がパンパンに拡張したり、嵌頓による圧迫が強い場合には、腸管が虚血になり、やがて壊死へと進行して激しい腹痛を生じる。体育の授業中の発症だから、腹圧が上がるような動作に伴って嵌頓したのか？　激しい痛みがあれば(消化器以外の異常でも)悪心・嘔吐があってもおかしくない。ただし、鼠径ヘルニアは幼児期に指摘されて修復術を受けるか、そうでなければ加齢とともに腹壁が弱くなって発症するかのどちらかで、**思春期前後の鼠径ヘルニアは極めて稀で**

ある（鼠径ヘルニアを訴える傷病者の**大多数は高齢者**）。否定はできないが、あまりしっくりこない。

補足

**アナフィラキシーに伴う腹痛は主に腸管に由来する内臓痛**である。粘膜の浮腫と分泌増加によって腸の蠕動運動が亢進して**腹痛と悪心・嘔吐・下痢**をきたす。**食中毒の症状に似ている**。壁側腹膜にも浮腫は生じているだろうが、浮腫は（長期間に持続しない限り）痛みを起こすことはないので、体性痛（反跳痛や腹壁の緊張）は生じない。

蠕動運動に由来する内臓痛なので間欠痛であろう。実際、成書には「穿通」（蠕動運動に伴う腹部の内臓痛）という記載もある。例えば腸閉塞の蠕動運動亢進で生じる痛みは閉塞部の少し上流部分（つまり1ヵ所）なので明らかな間欠痛となるが、アナフィラキシーのように腸管のあちこちで蠕動運動の亢進（＋それによる腸管の過拡張）が起これば、疼痛の波がたくさん重なって、ほぼ持続痛のように感じられるかもしれない、とも思う（個人的には）。

問13　24歳の男性。2〜3日前から激しい腹痛と血便とが続いたため家族が救急要請した。

救急隊到着時観察所見：意識JCS 10。呼吸数32/分。脈拍100/分、整。血圧88/46mmHg。体温37.4℃。$SpO_2$値96％。1週間前に焼き肉屋で生肉を食べ、前日から尿量減少とむくみとを認めていたとのことである。

この病態の特徴でないのはどれか。1つ選べ（第41回 D-27）。

1．冬場に多い
2．痙攣をきたす
3．貧血を認める
4．外毒素による
5．少ない菌数で発症する

「生肉を食べた」「数日後に発症」「腹痛と血便」「尿量減少とむくみ（腎不全）」から、腸管出血性大腸菌（代表はO157）による食中毒で溶血性尿毒症性症候群（hemolytic uremic syndrome；HUS）を発症しかけている状態と思われる。O157の特徴を知っているかどうかがカギとなる。

①季節性はない。O157は夏でも冬でも牛・羊など多くの動物の腸管に住んでいる。

②この食中毒が進行するとHUSを発症する。病名のとおり、溶血と腎不全、および微小血栓の形成と溶血が主体となって、播種性血管内凝固症候群（disseminated intravascular coagulation；DIC）のような病像を呈する。いずれもO157の外毒素（ベロ毒素という）が悪さをする。腎不全が進行すれば、電解質異常などと相俟って痙攣などの脳症が出現する。

③上記のように溶血によって貧血が生じる。

④ベロ毒素は外毒素である。

⑤O157は感染力が強い。（正解1）

参考

O157は熱に弱いので、よく火を通した肉からは感染しない。ちなみに、牛や羊の細胞表面にはベロ毒素の受容体がないので、奴らはO157を体内に飼っていてもへっちゃらである。

**問14** 80歳の男性。昨晩飲酒後に就寝したが、下腹部痛が徐々に増強するため救急要請した。

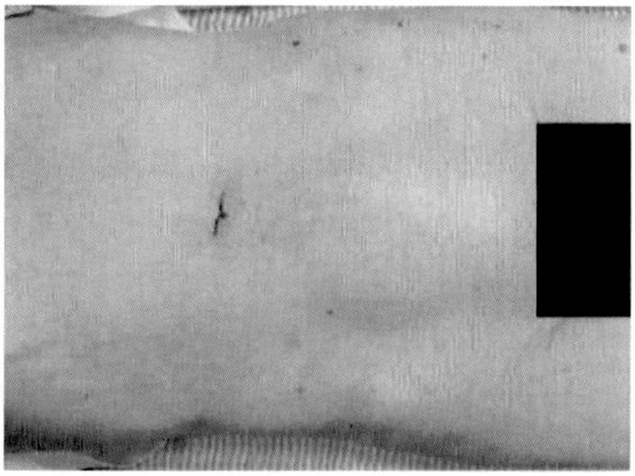

救急隊到着時観察所見：意識清明。呼吸数14/分。脈拍96/分、整。血圧180/110mmHg。$SpO_2$値98％。下腹部に腫瘤を触知する。前立腺肥大の既往がある。腹部の写真を右に示す。

この病態に特徴的な症候はどれか。1つ選べ（第43回 D-26）。

1．尿意がない
2．便秘をしている
3．就寝後排尿がない
4．腫瘤に拍動を触れる
5．上腹部に反跳痛がある

就寝中に徐々に下腹部痛を生じている。添付の写真では下腹部の正中が盛り上がっている。男性で下腹部が盛り上がるというのは珍しい。圧痛の有無や間欠的・持続的の違いもわからないので、あとは「前立腺肥大の既往」から攻めるしかない。高齢であることも考えると尿閉によって膀胱が過充満していると考えるのが妥当であろう。そう考えると、「昨晩の飲酒」も関係がありそうである。アルコールは前立腺のうっ血を強めるので、尿閉のリスクファクターとなる。（正解3）

1.尿意がない

尿意はないどころか、**尿閉であれば耐え難いほどの尿意がある**はずである。

2.便秘をしている

便秘のために便が蓄積しているときには、この写真のように**モコっと盛り上がることは珍しい。**

4.腫瘤に拍動を触れる

拍動を触れるとすれば大動脈瘤であろうが、場所がまったく違う。大動脈瘤は腎動脈直下から総腸骨動脈の分岐部にかけての部位に生じるので、仮に体表から腫瘤がわかるほど巨大なものであったとしても、それは臍より上にあるはずである。

5.上腹部に反跳痛がある

反跳痛は腹膜刺激徴候の1つである。尿閉や膀胱充満とは関係ない。

こぼれ話(実話)

ある航空機の中で男性の乗客が尿閉をきたし、尿意と腹痛が耐え難いほどになった。乗客は脂汗を流しながら悶絶している。客室乗務員の求めに応じて中国人医師が1人名乗り出たが、膀胱ドレナージ用の医療器具は航空機には積んでいない。医師は仕方なくストローを使うことを思いついた。しかし、ストローは尿道の奥で潰れてしまって尿を排泄することができない。そこで医師はストローを口で吸い始めた。少し吸っては尿を吐き出し、また少し吸っては吐き出すを何度も繰り返した結果、しばらくしてようやく男性の腹痛が和らいできた。医師の献身に男性客が強く感謝したのは当然であろう。この例でも男性客が飲酒したことが誘因になったのかもしれない。

**問15**　75歳の男性。30分前から締め付けられるような腹痛と強い悪心とがあり、救急要請した。2年前に大腸癌の手術を受けている。

救急隊到着時観察所見：意識清明。呼吸数28/分。脈拍110/分、整。血圧180/90mmHg。$SpO_2$値93%。疼痛の程度は、最大を10とすると4である。腹部は軽度膨隆し、有響性金属性グル音を聴取する。嘔吐を一度認める。「総務省消防庁：緊急度判定プロトコルver1.1」に基づき、この傷病者を赤と判断した。

その根拠はどれか。1つ選べ（第43回 D-5）。

1．呼吸数
2．血圧
3．嘔吐
4．疼痛の程度
5．金属性グル音

突然の腹痛、悪心・嘔吐、腹部膨満、金属性グル音、大腸癌の手術歴から、この病態は術後の癒着性腸閉塞であることは容易にわかる。しかし、問われているのは病名ではなくて、緊急度判定プロトコルに沿って「赤」と判断する根拠である。

これはかなり厄介である。そもそも緊急度判定プロトコルは頭の中にしまっておく類のものではない。救急車内に冊子を積んでおいて、緊急度の判定に迷った場合の念押しに利用するためのものである。しかも、個々の判定要素は絶対的なものではなく、最終的な判断はさまざまな要素から総合的になされるべきだと思う。実際、このプロトコルの冒頭にも「地域ごとの救急活動要領に従った業務プロセスにおいて緊急度判定をする際に、その一助として本プロトコルを使うものである」と書かれている（傍点、筆者）。

敢えて答えを捻り出すとすれば、

①設問がこの状況は「赤」であると教えてくれていること

②その根拠を 1 つ選べ

ということにすがるしかない。

それを頭において選択肢をみると、「**1.呼吸数**（28/分）」や「**2.血圧**（180/90mmHg）」、「**4.疼痛の程度**（4/10）」はそれほど大それたものではない。「**3.嘔吐**」も（少なくとも単独では）大した問題ではない。とすれば、残る「**5.金属性グル音**」くらいしかないと考えるのはそれほど難しくないのではないだろうか。

それにしても楽しくない設問である。今後はこの手の問題が出題されないことを祈るのみである。**（正解5）**

**補足**　**有響性金属性有響性グル音は、腸閉塞の特徴**とされている。閉塞部の上流には腸分泌物やガスなどの腸内容物が貯留して腸管が拡張している。その場所に強い蠕動運動が押し寄せると、腸管が収縮して狭くなった内腔を腸内容物が逆流する。このとき、傷病者は強い腹痛を感じるとともに有響性金属性グル音が聴取される。つまり、腸閉塞の傷病者では常時、有響性グル音が聴取できるわけではなく、**傷病者が腹痛を訴えている最中にのみ聴取できる。**

**問16** 56歳の男性。自宅で腹痛と血の混じった下痢便とを認めたため妻が救急要請した。

救急隊到着時観察所見：意識清明。呼吸数30/分。脈拍100/分、整。血圧140/80mmHg。体温38.2℃。$SpO_2$値96%。本人によると、9日前に出張先で生の牛肉を食べたが、一緒に食べた同僚も同様の症状で入院中であるという。

考えられる病原菌はどれか。1つ選べ（第43回 D-28）。

1．サルモネラ
2．病原性大腸菌
3．腸炎ビブリオ
4．黄色ブドウ球菌
5．カンピロバクター

食中毒の原因菌を問う問題である。

食中毒の分類はかなりややこしいが、この問題では「9日前」「生の牛肉」「血便」がポイントである。（正解2）

**問17** 62歳の男性。数日来の腹痛がひどくなり救急要請した。

救急隊到着時観察所見：意識清明。呼吸数28/分。脈拍120/分、整。血圧140/80mmHg。下腹部に圧痛を認める。

この傷病者で緊急度が高いと判断する訴えはどれか。1つ選べ（第43回C-6）。

1. 「尿が赤い」
2. 「下痢をした」
3. 「吐き気がする」
4. 「胃がもたれる」
5. 「歩くとお腹に響く」

腹痛が数日かけて進行している様子からは、血栓塞栓症や尿管結石のように急激に発症する病態ではなく、感染（虫垂炎、憩室炎）など比較的緩徐に進行する病態が疑われる。「下腹部に圧痛がある」のだから、その辺りにある臓器に原因があるのだろう。それ以上のことはわからない。

しかし、「5.歩くとお腹に響く」の緊急度が高いことは、それほど難しくないと思われる。これは、ある意味で腹膜刺激徴候であるといってよい（**問1**参照）。壁側腹膜に異常が及んでいるので、場合によっては開腹術が必要となるような病態である（S状結腸あたりの穿孔か？）。（正解5）

**問18** 11歳の男児。就寝中に突然の右下腹部と右陰嚢との痛みを訴えたため母親が救急要請した。今までにも時々同様の症状があったが、30分程度で自然に改善していた。

救急隊到着時観察所見：意識清明。呼吸数24/分。脈拍92/分、整。血圧120/66mmHg。体温36.8℃。$SpO_2$値98%。

この傷病者にみられる症候はどれか。1つ選べ（第41回 D-26）。

1. 心窩部の圧痛
2. 右下腹部の反跳痛
3. 陰茎の勃起
4. 右精巣の挙上
5. 右股関節の外転

この病態は「**問7**」で取り扱った。一側の下腹部痛と陰嚢痛とくれば精索捻転症である。思春期前（精巣など外性器が急激に成長する時期）の男児で好発する点と、就寝中の発症が多い点でも話が合う。

「**問7**」と異なるのは、

①今回の患児が（恥ずかしがらずに）陰嚢痛を訴えていること。

②「今までにも時々同様の症状があった」

ということである。

精索捻転症は自然に解除されることがある。精索がクルクルっと捻じれて精巣が虚血になり痛みが生じる。しかし、運がよければひょっとしたきっかけに捻じれが自然に取れて痛みが消失する。患者自身は「なんだったんだろう」といぶかしむ。今回はそのような幸運には見舞われなかったようである。（正解4）

1.心窩部の圧痛

病変部は精巣なので、右下腹部の内臓痛はあっても心窩部痛は生じない。

2.右下腹部の反跳痛

同様に、右下腹部に反跳痛は生じない。

3.陰茎の勃起

うらやましい限りである。

4.右精巣の挙上

精索がクルクルと捻じれれば、短くなって精巣が挙上する。

5.右股関節の外転

本疾患と股関節とは関係がない。どのような病態を意識しての選択肢か、よくわからない。

**問19** 84歳の男性。心房細動で内服治療中である。突然の腹痛を訴えたため家族が救急要請した。

救急隊到着時観察所見：意識清明。呼吸数36/分。脈拍92/分、不整。血圧136/92mmHg。体温36.3℃。$SpO_2$値95%。

この傷病者の病態について正しいのはどれか。1つ選べ（第40回 D-26）。

1．吐血を認める
2．腹痛は持続的である
3．腹部に波動を認める
4．腹部板状硬を認める
5．側臥位で痛みが軽減する

「突然の腹痛」だけで病態を推定せよというのだからかなり無茶である。わかるはずがない。ブラックジャックでも無理だ。これ以外の情報はバイタル（参考にならない）と「心房細動で内服治療中」だけである。つまり、心房細動によってリスクが高まるような病態に大博打を打てということだろうから、腸間膜動脈閉塞症（この場合は、血栓塞栓症）にかけるしかない。この病態については「**問3**」を参照。（正解2）

**問20**　75歳の男性。読書中に突然の上腹部痛が出現したため救急要請した。

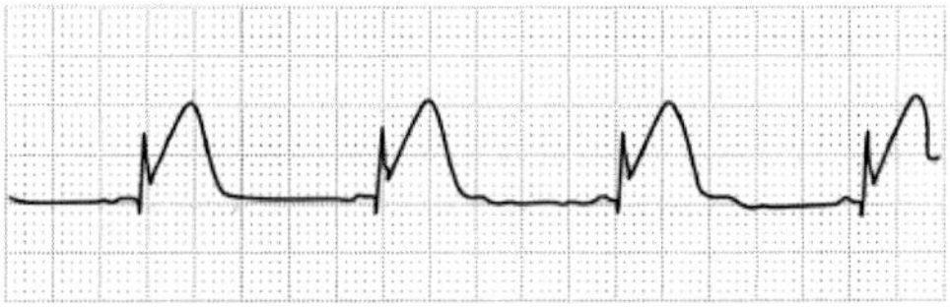

救急隊到着時観察所見：意識JCS 0。呼吸数24/分。脈拍60/分、整。血圧90/50mmHg(左右差なし)。$SpO_2$値96%。腹部は平坦、軟で、上腹部痛を認めるも、圧痛と反跳痛とは認めなかった。心電図モニター波形を右に示す。

最も疑うべき疾患はどれか。1つ選べ(第40回 C-6)。

1. 胃潰傷
2. 急性膵炎
3. 肺血栓塞栓症
4. 急性心筋梗塞
5. 急性大動脈解離

心電図上のST上昇で答えが出る。急性心筋梗塞なら、たとえ上腹部に痛みを訴えていても腹部になんの所見もないのは当然である。(正解4)

**問21** 65歳の男性。突然心窩部痛を訴えたため、家族が救急要請した。

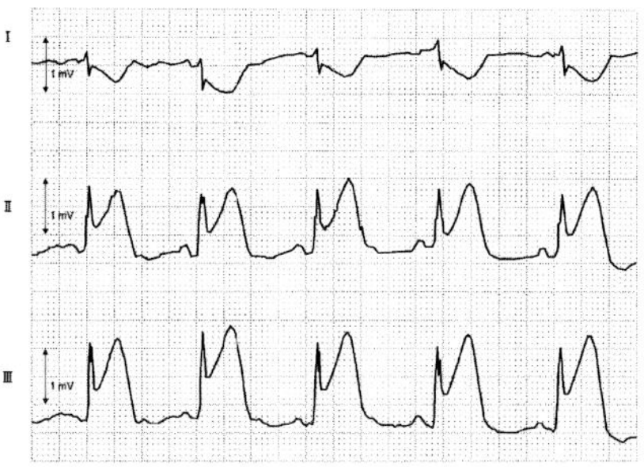


救急隊到着時観察所見：意識清明。呼吸数24/分。脈拍60/分、整。血圧120/72mmHg。体温36.5℃。$SpO_2$値98%。心窩部に自発痛を認めるが、圧痛は認めない。車内収容後の近似肢誘導での心電図モニター波形を右に示す。

この傷病者に対して搬送先病院で最も必要とされる処置はどれか。1つ選べ（第38回 D-27）。

1. 大動脈弁置換術
2. 心嚢ドレナージ
3. 胸腔ドレナージ
4. 冠動脈カテーテル治療
5. 大動脈ステントグラフト内挿術

基本的には「**問20**」と同じでST上昇型心筋梗塞である。非ST上昇型心筋梗塞と異なり、ST上昇型心筋梗塞では早期の冠動脈カテーテル治療（percutaneous coronary intervention；PCI）が第一選択である。確かに心窩部痛＝腹部疾患と早合点しないだけの分別は必要である。（正解4）

**問22** 58歳の女性。昨日より腹痛と悪寒とを訴えていたが、今朝より元気がなく、家族が救急要請した。

救急隊到着時観察所見：意識清明。呼吸数32/分。脈拍88/分、整。血圧162/98mmHg。体温38.8℃。

右季肋部に自発痛と圧痛とを認める。既往歴に胆石症がある。

この病態で観察される所見はどれか。1つ選べ（第38回 D-20）。

1. 皮膚蒼白
2. 眼瞼結膜貧血
3. 眼球結膜黄染
4. 腹壁静脈怒張
5. クモ状血管腫

「**問2**」とほぼ同様の状況である。「右季肋部の自発痛と圧痛」「悪寒を伴う発熱」「胆石症の既往」から、胆嚢炎または胆管炎であろう。純粋な胆嚢炎であれば胆汁の流れは障害されないので黄疸は生じないが、**胆管炎であれば**胆汁うっ滞によって**黄疸**を生じる。すなわち**眼球結膜黄染**が認められる。（正解3）

**問23**

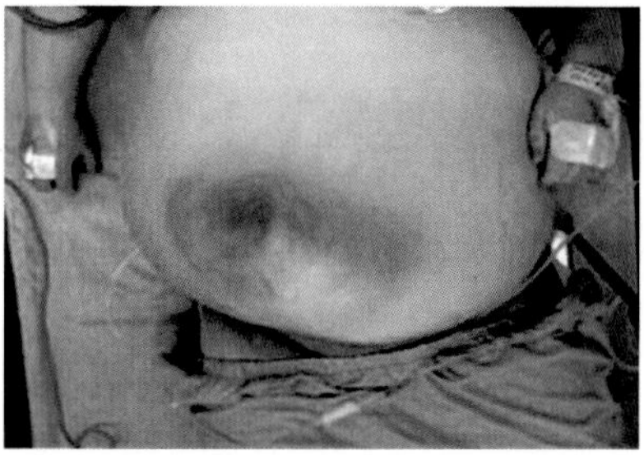

56歳の女性。以前より臍ヘルニアを指摘されていた。今朝より、間欠的な腹痛の増悪を認めたため 救急要請した。

救急隊到着時観察所見：意識清明。呼吸数16/分。脈拍80/分、整。血圧120/60mmHg。$SpO_2$値98％。既往歴はない。病院到着時の腹部写真を右上に示す。

この病態で認められる所見はどれか。2つ選べ（第38回 D-2）。

1．血管性雑音
2．上腹部の鼓音
3．持続する下血
4．便臭のある嘔吐
5．腹壁静脈の怒張

「臍ヘルニアの既往」と「間欠的な腹痛」（管腔臓器の異常を示唆する）、および写真から臍ヘルニアの嵌頓に伴う腸閉塞であろう。（正解2と4）

**1.血管性雑音**

大動脈瘤などの血管病変で生じる。

**3.持続する下血**

閉塞部より肛門側の腸は内容物がなくなるので、排ガスや排便は停止する。

**5.腹壁静脈の怒張**

門脈圧亢進（肝硬変に伴う）にみられる所見である。

**問24**　30歳の男性。突然の黒色便を認め救急要請した。

救急隊到着時観察所見：意識清明。呼吸数 28/分。脈拍 96/分、整。血圧 100/72 mmHg。$SpO_2$値 98%。上腹部に自発痛と軽度の圧痛を認める。黒色便は泥状である。腰痛のため 1 週間前から鎮痛薬を内服している。

この傷病者で最も疑われる疾患はどれか。1 つ選べ（第37回 D-23）。

1．胆囊炎
2．イレウス
3．急性腹膜炎
4．食道静脈瘤破裂
5．胃・十二指腸潰瘍

泥状の黒色便は明らかに消化管からの出血を疑う所見である。消化管の異常で「上腹部の自発痛と圧痛」があるのなら、胃または十二指腸であろう。これと「鎮痛薬を内服」の組み合わせから、胃・十二指腸潰瘍が疑われる。鎮痛薬というのはNSAIDsだったのだろう。

黒色便は消化管への出血が比較的長時間（12時間以上）腸内にとどまっていた場合に生じる。消化酵素や細菌の作用によって血液中のヘモグロビンが酸化されるために黒色を呈する。一般には胃や十二指腸など上部消化管からの出血を示唆するが、血液の滞留が長時間に及べば下部消化管出血でもみられる。（正解5）

**1.胆囊炎（腹腔動脈支配）**

心窩部に内臓痛が生じるが、**圧痛が生じるのは右季肋部**である。

**2.イレウス**

排ガス・排便が停止する。

**3.急性腹膜炎**

「軽度の圧痛」では済まない。黒色便との関連もない。

**4.食道静脈瘤破裂**

食道静脈瘤破裂の**出血は鮮紅色**で、**胸痛や腹痛を伴わないのが特徴**である。

参考

## NSAIDs

アスピリン(アセチルサリチル酸)、イブプロフェン、ロキソプロフェン、ジクロフェナクなど、解熱作用と鎮痛作用、抗炎症作用を併せ持つ薬剤をNSAIDs(エヌセイド)と呼ぶ。

NSAIDsは非ステロイド性抗炎症薬あるいは解熱鎮痛薬とほぼ同義である。これらの薬剤をひとまとめにして取り扱うのは、作用機序(いずれもプロスタグランジン類の生成を抑制する)が同一だからである。ただし、アスピリンは血小板凝集抑制作用をも有するので、動脈内に血栓ができるのを予防するための抗血栓薬としても用いられる[静脈や心腔内の血栓を抑制するためにはワルファリンや直接経口抗凝固薬(direct oral anti-coagulant; DOAC)などの抗凝固薬が用いられる]。

NSAIDsに共通する副作用として、胃・十二指腸粘膜に対する傷害作用がある。本症例で、腰痛のために1週間前から服用していた鎮痛薬は、おそらくNSAIDsであり、十二指腸潰瘍が発生するリスクファクターになっていたのであろう。

なお、アセトアミノフェンは作用機序が異なり、抗炎症作用がないのでNSAIDsには含まれない。

救急救命士国家試験対策
ロジックで解く状況設定問題①
**腹痛・背部痛完全マスター**

ISBN978-4-907095-86-4 C3047

令和 6 年 2 月 1 日　発行

編　　著 ―――― 畑　　中　　哲　　生
発 行 者 ―――― 山　本　美　恵　子
印 刷 所 ―――― 三 報 社 印 刷 株式会社
発 行 所 ―――― 株式会社 ぱーそん書房
〒101-0062 東京都千代田区神田駿河台 2-4-4(5F)
電話(03)5283-7009(代表)/Fax(03)5283-7010

Printed in Japan